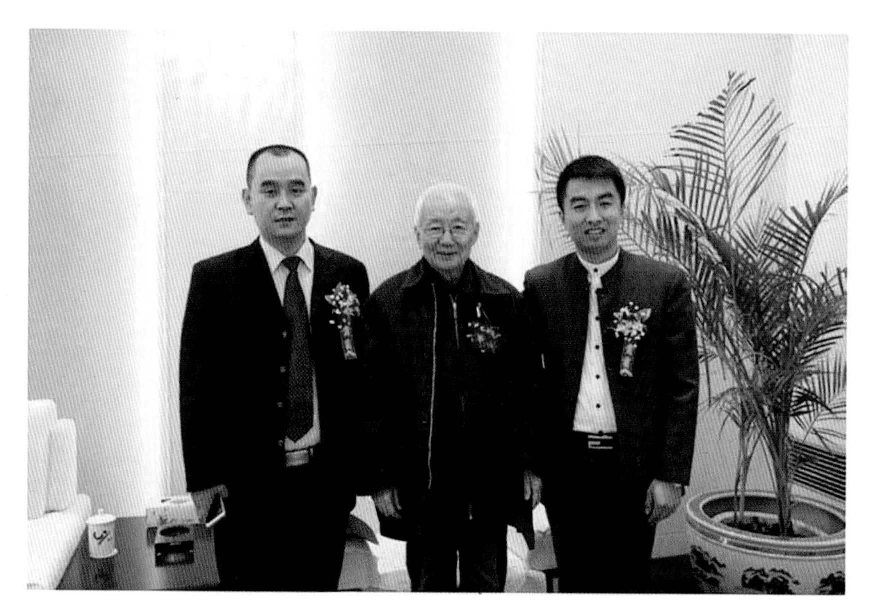

原卫生部副部长顾英奇和本书编委成员合影

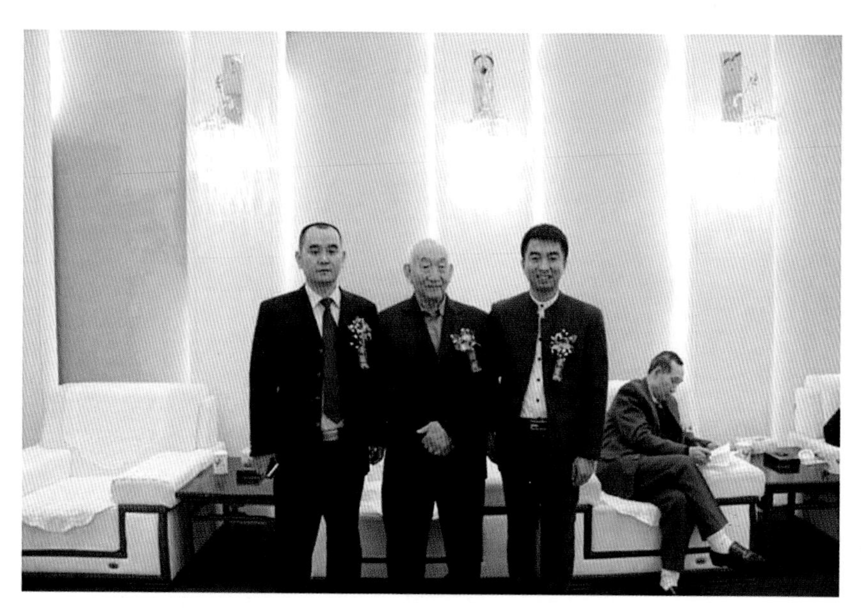

原国家医药管理局局长齐谋甲和本书编委成员合影

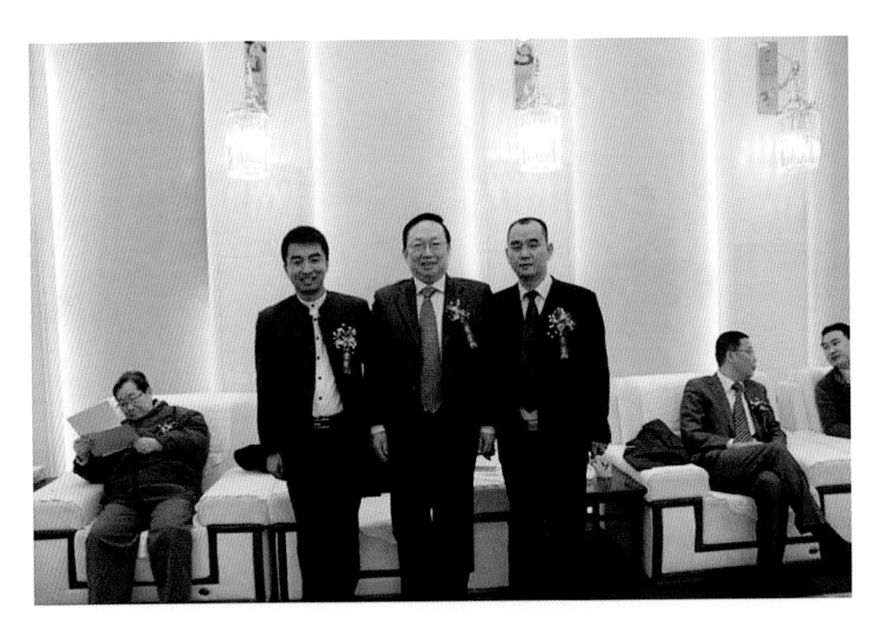

中国消费者协会副秘书长武高汉和本书编委合影

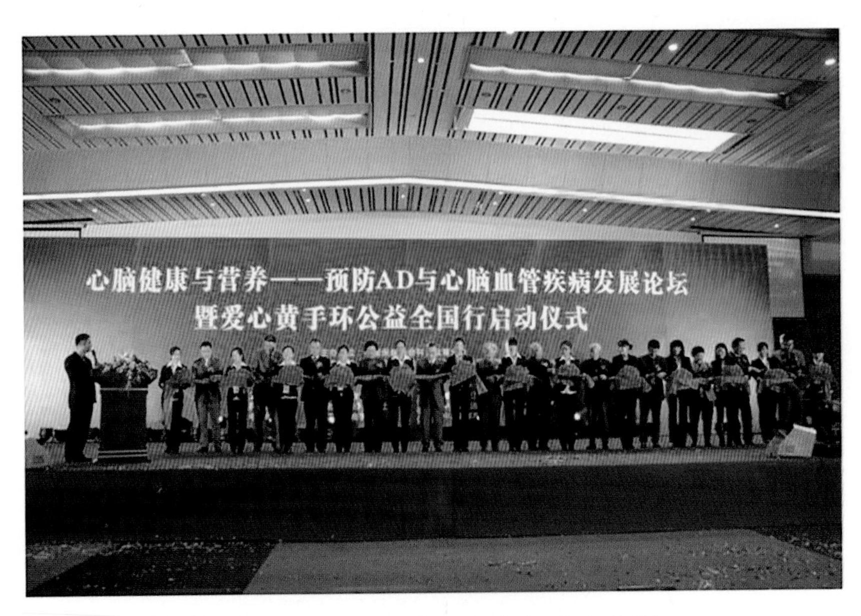

“心脑健康与营养”发布会剪彩合影

全民健康生活方式科普丛书

心脑健康与营养

调节血脂+改善记忆

（科普版）

主　　编　王荫华　郭卫军

主　　审　杜　鹃

副 主 编　陈　光　王跃飞　徐　博

组织编写　中国保健协会科普教育分会

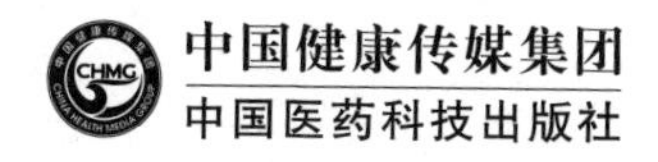

中国健康传媒集团

中国医药科技出版社

内容提要

本书是“全民健康生活方式科普丛书”之一，是中国保健协会科普教育分会组织众多健康科普专家共同编撰而成，内容涵盖了阿尔茨海默病（AD）相关的健康科普知识，也介绍了酪蛋白复合多肽、胡麻籽油、葵花籽油等健康食品对阿尔茨海默病及相关疾病的健康价值。

全书以通俗易懂的语言阐述了阿尔茨海默病及相关疾病的部分健康知识，适合阿尔茨海默病健康知识的推广者及普通大众参考阅读。

图书在版编目（CIP）数据

心脑健康与营养：科普版 / 王荫华，郭卫军主编．— 北京：中国医药科技出版社，2019.7

（全民健康生活方式科普丛书）

ISBN 978-7-5214-1193-5

Ⅰ．①心… Ⅱ．①王… ②郭… Ⅲ．①阿尔茨海默病－防治 ②心脏血管疾病－防治 ③脑血管疾病－防治 Ⅳ．① R749.1 ② R54 ③ R743

中国版本图书馆 CIP 数据核字（2019）第 099320 号

美术编辑 陈君杞

版式设计 也 在

出版 **中国健康传媒集团** | 中国医药科技出版社

地址 北京市海淀区文慧园北路甲 22 号

邮编 100082

电话 发行：010-62227427 邮购：010-62236938

网址 www.cmstp.com

规格 710 × 1000mm 1/16

印张 6 3/4

字数 74 千字

版次 2019 年 7 月第 1 版

印次 2019 年 7 月第 1 次印刷

印刷 三河市国英印务有限公司

经销 全国各地新华书店

书号 ISBN 978-7-5214-1193-5

定价 25.00 元

版权所有 盗版必究

举报电话：010-62228771

本社图书如存在印装质量问题请与本社联系调换

获取新书信息、投稿、为图书纠错，请扫码联系我们。

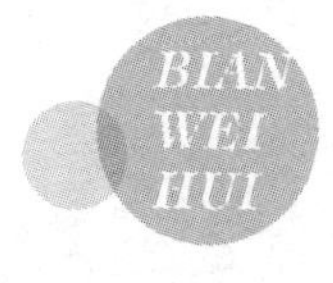

丛书编委会

主　任　张凤楼

副主任　徐华锋

主　编　于　菁

编　委（以姓氏笔画为序）

王　中　牛忠俊　吴大真

周邦勇　贾亚光

主　审　李　萍

序

由中国保健协会组织编写的全民健康生活方式科普丛书是中国保健协会为贯彻落实原卫生部《全国健康教育与健康促进工作规划纲要（2005—2010年）》《中国公民健康素养促进行动工作方案（2008-2010年）》以及“关于开展全民健康生活方式行动的通知”精神的一项重要举措，也是协会实施“服务政府、服务企业、服务消费者”的宗旨，不断提高为大众服务的能力，推进保健产业健康成长的一项重要工作。

在全面建设小康社会的过程中，我国人民的健康水平明显提高，精神面貌焕然一新。然而，社会发展和经济进步在带给人们丰富物质享受的同时，也在改变着人们的饮食起居和生活习惯。不良生活方式引发的疾病已经成为影响我国人民健康素质的大敌。为贯彻落实上述《纲要》《方案》和《通知》精神，积极响应原卫生部疾病预防控制局、全国爱国卫生运动委员会办公室与中国疾病预防控制中心共同发起的，以“和谐我生活，健康中国人”为主题的全民健康生活方式行动，中国保健协会决定在保健行业开展全民健康生活方式系列活动，组织各分支、代表机构、会员单位、全国保健协会联席单位等保健行业内的企事业单位，利用各自的优势，开展不同形式的活动，旨在积极倡导健康生活方式、传播科学保健知识，为实现原卫生部提出的“提高全民健康意识和健康生活方式的行为能力创造长期可持续的支持环境。提高全民综合素养，促进人与社会和谐发展”的目标共同努力。

健康是福，但是有相当的人难以享受到健康带来的幸福与和谐。这些人群中有很大一部分缘于健康知识的匮乏，由于不懂得健康知识，亚健康的人因生活方式的放纵转变成疾病患者；由于不懂得健康知识，原本可以治愈的疾病因延误治疗而造成残疾或死亡甚至因病返贫。由此可见，没有健康知识的普及就没有真正健康的中国人。全民健康生活方式倡议书中指出：“追求健康，学习健康，管理健康，把健康投资作为最大回报。”而实现这一举措的前提和基础就是健康知识的普及。

长期以来，我们的健康科普工作存在着一个误区。一方面，健康教育存在着缺少用群众容易理解和接受的通俗语言，去阐述健康知识的问题。另一方面，健康领域的个别企业为了商业利益利用健康教育以各种方式向消费者宣传以其产品为核心的带有片面性的健康理念，影响健康教育的效果，这样就形成了一种现象，那就是广大民众渴求健康却得不到正确有效的健康教育。同时也造成了一种需求，那就是全社会呼唤健康科普教育，而这套“全民健康生活方式科普丛书”及时地满足了社会的健康需求。

“全民健康生活方式科普丛书”是中国保健协会组织众多健康科普专家精心编撰而成，内容涵盖了人们日常生活方式的各个方面。这套丛书最大的特点就是站在科学的角度，以通俗易懂的语言阐述人体的健康机制和应该遵循的有利于健康的生活方式。致力于向大众宣传正确的健康理念，提高他们的健康意识，指导他们进行科学的健康管理和健康投资，进而提升整个中华民族的健康形象。作为健康产业的从业人员，也可以从中汲取适应消费者需求的健康知识，生产和销售具有市场前景的健康产品，满足群众对健康的需求。

中国保健协会作为保健行业的社会组织，以编写“全民健康生活方式科普丛书”为契机，开展形式多样的科普教育活动，目的是为了树立保健行业积极健康的社会形象，弘扬行业的社会职责，引领行业企业诚信经营，健康发展。真诚地希望这套丛书能够唤起大众尊重科学、关注健康的意识，以积极健康的生活方式，实现自己的健康需求，塑造健康、向上的国民形象。

中国保健协会理事长 张凤楼

2019年5月

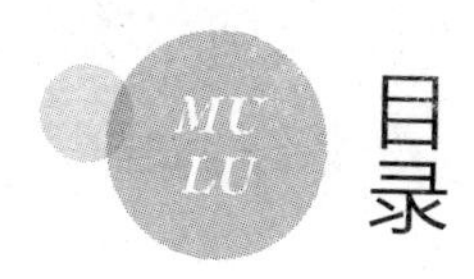

目录

第一章
心脑血管疾病

心脏和大脑，人类身体最重要的两个器官，也是人体在胎儿时最先形成的器官。心脏和大脑相互独立，又相互联系，任何损伤和病变都会危及人的生命。

胚胎孕育 4 周后，心脏开始跳动，人的一生中，它跳动的次数超过 28 亿次。一个成年人一天的泵血量是 8000 升。以此计算，我们的一生，心脏的泵血量将超过 1.92 亿升，足够装满一个足球场大小、18 米深的水池。这些血液把氧提供给身体各个器官，包括我们的大脑。

人的大脑活动时，脑细胞需要大量的氧气。虽然人脑重量不过 1.4 千克，但它的耗氧量却占全身的 1/4，是需氧气量最多的"大户"。消耗的能量相当于一个 25 瓦的灯泡，这些能量所需要的氧气，全部由血液供给。我们当然可以说，

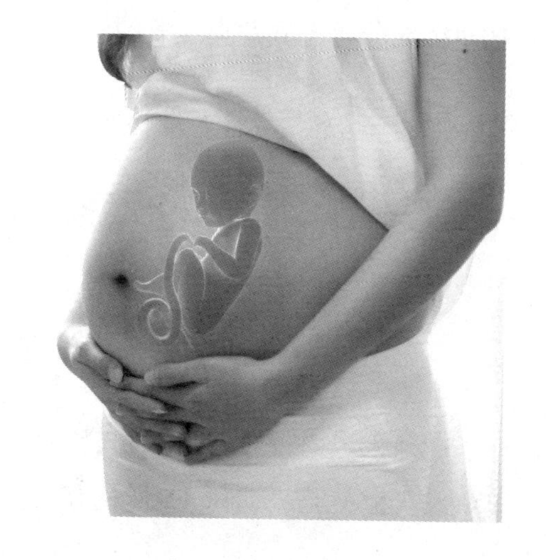

心脏每天所泵出的血液有 1/4 供给了大脑，也就是 2000 升。

人的大脑分为左右两个半球，在胎儿期它们就开始争取主控权。左右脑有着不同的功能，左脑负责语言和逻辑思考，右脑负责艺术、数学和音乐能力。

心脏和大脑是人体中最为脆弱的器官，无数种可能会影响到我们的心脏和大脑，引起它们的病变，危及人们的生命。最为常见的就是心脑血管疾病和脑部疾病。

因大多人对健康知识了解的不够，把心脑血管疾病和脑部疾病混为一谈。其实心脑血管疾病和脑部疾病是三类不同疾病，准确地说应该是心血管疾病、脑血管疾病和脑部疾病。心血管疾病和脑血管疾病产生的机理大部分具有相似或相通之处，并且心血管疾病和脑血管疾病很有可能相伴而发。所以，医学上将它们归为一类，统称为心脑血管疾病。而脑部疾病虽有可能是心脑血管疾病后遗症所产生的，但它的病状表现和心脑血管疾病却完全不同，故单独划分一类。

但是，心脑血管疾病与脑部疾病的预防和治疗虽然不同，却又相互作用、相互关联。在心脑血管疾病和脑部疾病的预防和治疗过程中，我们也要充分考虑到两类疾病的辨证关系，不要因一时疏忽而遗憾终生。

第一节　心脑血管疾病患者健康的头号杀手

◇ 我国心脑血管疾病之现状

我国每年因为心脑血管疾病死亡的人数高达 260 万，平均每小时 300 人。也就是说，每 15 秒就有一人死于心脑血管疾病或因其引发的病症，并且每 22 秒还有一人因此致残。全国因心脑血管疾病死亡人数占总死亡人数的 36%，已成为夺走国人生命的头号“杀手”。随着我国人民生活水平不断提高，心脑血管疾病的发病率有逐年升高的趋势。最令人担忧的是，30 岁左右发生心肌梗死、脑梗死和脑溢血的患者也越来越多。

◇ 什么是心脑血管疾病

心脑血管疾病是指心脏和脑动脉发生硬化引起的心脏和大脑缺血或出血性疾病，是心血管疾病和脑血管疾病的统称。

心血管疾病以冠心病为主，由于冠状动脉发生粥样硬化，动脉血管变窄，心肌供血不足造成的。表现为隐性心脏病、心绞痛、心肌梗死、心肌硬化和心源性猝死等形式。

脑血管疾病则是指脑血管破裂出血或血栓引起的脑部缺血性损伤，俗称脑中风。该病常见于中年以上人群，患者还多伴有意识障碍和肢体瘫痪。

◇ 心脑血管疾病的特点

心脑血管疾病具有隐蔽性、突发性、危害性、急迫性四大特点。

1. 隐蔽性

心脑血管疾病在没有发作时，大多数患者没有任何症状，在进行血常规、血压等检测时，指标也可能显示为正常。这就在很大程度上麻痹了患者，使患者完全没有心理准备，丝毫不注意日常生活中的保养和预防。等到病发时，已经追悔莫及。

2. 突发性

很多心脑血管疾病患者都是在突然间出现了心梗、脑梗或者脑出血，送到医院时，为时已晚。患者生命可能已经无法挽回，抢救回来，也会留下后遗症。心脑血管疾病患者出现心肌梗死、脑梗死、脑出血的情况大多是突发性的，任何时间、任何地点都有可能发生，让患者防不胜防。

3. 危害性

心肌梗死、脑梗死、脑出血发生时，血管被堵死或者大范围破裂，切断大脑、心脏的供血、供氧，淤血压迫神经，严重者可造成患者直接死亡，即使抢救及时，也会留下终身的残疾。

4. 急迫性

心脑血管疾病患者一旦发病，就必须立刻送医院抢救，有效抢救时间仅仅为 3 小时。一旦超过，有 50% 的患者会不治身亡。

◇ 心脑血管疾病所带来的危害

发病率高、死亡率高、致残率高、复发率高、医疗费用高、后遗症多等特点，就是心脑血管疾病的“五高一多”。特别是对于脑梗死、心肌梗死等情况，发生突然，来势凶猛，防不胜防，病发后，一旦抢救不及时，只有面对死亡。

1. 发病率高

中国是世界上心脑血管疾病发病率最高的国家，目前已经确诊的患者多达3000多万，其中瘫痪在床的1200万左右。也就是说，每不到3个心脑血管疾病患者中，就有1人瘫痪在床。

2. 死亡率高

中国每年因心脑血管疾病死亡的人数达到300万以上。可以说，每过15秒，就有一人因心脑血管疾病而死亡。

3. 致残率高

在心脑血管疾病患者中，75%的人丧失劳动能力，40%的人半身不遂、痴呆、瘫痪，生活不能自理者比比皆是。

4. 复发率高

在因心脑血管疾病发生心梗、脑梗的患者中，25%的人在1~2年内复发，50%的在3~5年内复发，70%的人在6年内复发，90%的人在8年内复发。

5. 医疗费用高

一支溶栓剂数千元，一次心脏搭桥手术更是高达十几万，许多患者因无法承受高昂的医疗费用，只有放弃治疗而等死。

6. 后遗症多

心脑血管疾病根本无法完全康复，患者大多留下后遗症，拄拐杖、坐轮椅、嘴歪眼斜、大小便失禁、痴呆、瘫痪者数不胜数。

第二节　心脑血管疾病的成因

心脑血管疾病的发生表面看来很短暂，其实，它需要一个很长的时期才能形成。从健康的人到无症状动脉硬化需要十几年的时间，从动脉硬化到心脑血管疾病的发生却只需要几分钟甚至几秒钟。另一方面，这种疾病却又给人一个很长的预防保健期。如果我们能认识到心脑血管疾病的成因，认识到它的发展过程，就能预防心脑血管疾病的到来，减少我们的痛苦。

要想预防心脑血管疾病，就首先要明白这种病是怎样发生的。

◇ 血管中的栓子，是心脑血管疾病的直接原因

心血管疾病患者的心脏内壁或大动脉壁上，多附着小的栓子和动脉硬化的斑块。这些赘生物极不稳定，遇到心房颤动或者其他情况，就会脱落下来，沿着动脉流动到全身。当血管腔直径小于栓子直径时，栓子就会像塞子一样堵住血管，使得血液无法流通。无法流通的血液极易凝固，会和附着在血管壁的栓子形成血栓。这时，急性动脉栓塞就形成了，其后果极其严重，会产生一系列因缺血所致的严重的症状，危及健康和生命。

栓子一旦进入脑动脉，患者就极有可能突发缺血性中风或脑出血，其后果就是口眼歪斜、失语、意识障碍、半身不遂，甚至昏迷、死亡。

从心脏脱落的栓子会随着血液的流动，进入心脏冠状动脉，严重时能引起急性心肌梗死。

◇ 血管异常、病变是造成心脑血管疾病的必要条件

我们的血管壁凹凸不平，大量的油脂会黏附到血管壁上，血小板就会来修复血管壁，从而造成大量血小板的凝集，这已是心脑血管疾病的

前兆。这时人体的血管壁越来越厚，管腔变得越来越狭窄，血液流动越来越慢，于是出现供血不足。

当脑部供血不足时，就会出现头晕、恶心、眼前发黑、视物不清、麻木等现象。心脏供血不足就会出现心区疼痛、憋闷等现象。人体有一定的自我调节能力，为了供应机体所需的血液，就会增加心脏收缩力度，使血压升高，形成高血压病。久而久之，就会引起心肌劳损，当心脏跳不动时就会心力衰竭。由于血管壁上堆积了大量的脂肪、游离钙、血小板以及纤维蛋白等杂质，真正的血管壁不能接触到新鲜的血液，接收的营养越来越少，血管壁出现“粥样硬化”“玻璃样变”，人就会怕碰怕摔，不小心就会有出血现象。

从心脑血管疾病的发病机理上来看，栓子是导致心梗、脑梗、脑出血等高危病症的首要原因。那么，究竟是什么导致了栓子的产生和血管的异常与病变？又是什么才是心脑血管疾病幕后的推手呢？

第三节　心脑血管疾病的根源——高脂血症

◇ 高血脂是心脑血管疾病的早期信号

血脂的主要成分有胆固醇、甘油三酯、磷脂及游离脂肪酸，最受医生重视的是胆固醇和甘油三酯。对人体来说，血液中各种脂类既不可或缺，又不可太多，过多或过少都会给人体带来一定的危害。胆固醇和甘油三酯随着年龄的增长而增高，正常人血液中胆固醇的浓度为 2.9~5.2 毫摩尔 / 升，甘油三酯的浓度为 0.73~1.24 毫摩尔 / 升。当血液中一种或者多种脂质成分超过了正常值，就成为高脂血症。

高脂血症与动脉粥样硬化有着密切的关系，血脂的增高就会引起动脉内膜损伤，进而导致大量胆固醇进入动脉壁并沉积在其中，久而久之就形成了动脉粥样斑块。有研究表明，血脂越高，患高脂血症的时间越长，动脉粥样硬化也就越严重。高脂血症常常是动脉粥样硬化的最早信号之一，也是心脑血管疾病的最早讯号之一。

◇ 造成心脑血管疾病的最根本原因在于血脂的异常

现代医学证明：血液长时间处在高血脂环境中，导致了动脉粥样硬化。

随着时间的推移，血管内壁出现损伤，给栓子的形成创造了条件。随着血液变的黏稠，流速缓慢，血液动力发生改变，血小板、红细胞、白细胞、血液中的各种脂类均会产生不同程度的改变，导致栓子的形成，附着在血管壁上。一旦栓子聚合变大脱落，就会堵塞血管，这样心梗、脑梗、脑出血就发生了。

由此可见，血液环境的异常才是导致心脑血管疾病的根源所在，特别是长时间的血脂偏高，更是导致心梗、脑梗、脑出血的幕后黑手。

◇ 什么是高脂血症

高脂血症可根据发生异常改变的脂类不同，分为以下三种。

1. 高胆固醇血症

人体总胆固醇应低于 5.2 毫摩尔 / 升，如超过 5.7 毫摩尔 / 升，就可诊断为高胆固醇血症。总胆固醇含量介乎二者之间者为边缘性或临界性升高，也属不正常情况。有的患者与家族遗传有关，有的患者则因长期大量进食含胆固醇甚多的食物。此外，肥胖、年龄增长等也与血总固醇升高有关。

2. 高甘油三酯血症

凡甘油三酯超过 1.7 毫摩尔 / 升即为高甘油三酯血症。病因也与饮食有关，长期食用含糖类过多的食品、饮酒、吸烟，以及体力活动过少都可引起其发生。甘油三酯增高也是冠心病和动脉粥样硬化的危险因素。

3. 混合性高脂血症

血中总胆固醇与甘油三酯同时升高者即可诊断为混合性高脂血症。病因同样与遗传、饮食及其他疾病有关。两种血脂成分均异常，及 HDL-C 明显降低，引发心脑血管疾病的可能性更大。

容易对血脂造成影响的因素有以下几种。

1. 肥胖

肥胖患者的机体对游离脂肪酸的利用减少，血中的游离脂肪酸积聚，血脂增为。肥胖患者空腹及餐后胰岛素浓度常比正常人高出近一倍，而胰岛素有促进脂肪合成、抑制脂肪分解的作用，故肥胖者常出现高脂血症，血中甘油三酯水平普遍偏高。如肥胖者过多食用碳水化合物，则血浆甘油三酯水平增高更为明显。此外，肥胖者餐后血浆糜微粒澄清时间延长，血中胆固醇也会升高。甘油三酯和胆固醇升高与肥胖程度成正比，高脂血症易诱发动脉粥样硬化、冠心病、胆石症和痛风等疾病。

2. 吸烟、饮酒

嗜烟者冠心病的发病率和病死率是不吸烟者的2~6倍，与每日吸烟支数成正比。

适量饮酒可使血清中高密度脂蛋白明显增高，低密度脂蛋白水平降低。因此，适量饮酒可使冠心病的患病率下降，而长期饮酒者都伴有高脂血症。因饮酒量增多，极易造成热能过剩而导致肥胖，同时酒精在体内可转变为乙酸，乙酸使得游离脂肪酸的氧化减慢（竞争氧化），脂肪酸在肝内合成为甘油三酯，而且极低密度脂蛋白的分泌也增多。因此，长期大量饮酒，就会出现严重的高脂血症。

3. 运动、体力劳动

运动和体力活动可影响血清脂质和脂蛋白含量。大量的研究表明，长时间缺乏运动和体力活动，会使体内大量的富裕能量堆积，转换为脂肪，升高血浆中胆固醇和甘油三酯的含量，减少高密度脂蛋白的水平。事实证明，适量的运动和体力活动能增强体质、预防动脉粥样硬化的发生。

第四节　心脑血管疾病的传统预防、保健及治疗

1. 定期检查至关重要

目前，由于很多人对高血脂的危险认识不足，再加上高血脂本身并没有什么症状，所以，很多人都是在无意中发现血脂高的。为防范于未然，当您有下述情况时，就应该及早检查血脂了。如高血脂家族史，肥胖、高血压、皮肤黄色瘤或已有冠心病、脑卒中，糖尿病、肾脏疾病、

中老年、绝经后妇女、长期高糖饮食者。普通人：每2年检查一次血脂；40岁以上人群：每一年检查1次血脂；高危人群和高血脂患者：听从医生指导定期复查血脂。

2. 改善不良生活方式

（1）减肥：肥胖就是脂肪过剩，是动脉粥样硬化的外在标志。

（2）戒烟：烟草中的尼古丁、一氧化碳会引发和加快动脉粥样硬化的程度。

（3）控制酒精摄入量：酒对人体少饮有利，多饮有害。酒的热量高，喝多了会加重肥胖。

（4）适量的有氧运动：氧气能充分酵解体内的糖分，还可消耗体内脂肪，增强和改善心肺功能，调节心理和精神状态，是减肥、降脂、健身的主要运动方式。适量的有氧运动在一定程度上能够缓解心脑血管疾病的病情。

3. 调节饮食结构

限制摄入富含脂肪、胆固醇的食物；选用低脂食物（植物油、酸牛奶）；增加维生素、纤维（水果、蔬菜、面包和谷类食物）。同时，还可以使用一些对降血脂具有良好效果的食品，如大蒜、生姜、茄子、山楂、柿子、黑木耳、牛奶等。

4. 高脂血症的药物治疗

通过调整饮食结构，改变不良生活习惯，加强体育锻炼后，仍不能使血脂降至理想水平时，就必须开始药物治疗。目前调整血脂的药物很多，主要分为以下三类：

（1）他汀类：以降低胆固醇为主，如辛伐他汀片、普伐他汀片等。他汀类药在降脂的同时，也带来了肝功能下降、肌肉疼痛等毒副作用。

（2）贝特类：以降低甘油三酯为主，如诺衡、力平脂等。贝特类最常见的不良反应为胃肠道不适，多为腹泻和腹胀等，偶尔会出现皮肤瘙痒、荨麻疹、皮疹、脱发、头痛、失眠和性欲减退。

（3）天然药物类：对降低胆固醇和甘油三酯均有效，且可以升高高密度脂蛋白，具有综合调节血脂的功效，且副作用小，如血脂康等。

血脂增高是一个缓慢的过程，调节、消除高血脂的不良影响需要一个持续的过程。因此，患者应根据自身的不同情况，选择降脂作用明显，毒副作用小的降脂药物。

生命是蛋白质存在的一种形式，是生物体所具有的活动能力。那么，生命活动停止的标准是什么呢？现代科学认定：生命活动终止不是呼吸停止，也不是心脏停跳，而是脑死亡。由此看出，在生命活动中，脑的重要性远在其他器官之上。从生理学角度看，人体各器官的总指挥（医学上称为“中枢”）就在人的大脑。

科学技术的发展，引发人类对自身的了解越来越深入，在探究生命的本质时，使我们尤其感兴趣的是人的大脑。许许多多生命现象的研究在追根寻源时，往往都把答案的揭示寄托在对人脑的了解上。然而遗憾的是，我们对人脑所知甚少。有人说：登上人脑半球比登上月球难一千倍！

人的大脑由 8 块坚硬的脑颅骨围成的颅腔，容纳着由三层被膜包裹着的白色的脑。人脑重约 1400 克，相当于自身体重的 1/40 或 1/50。在动物界中，脑重与体重之比，人类居冠，由此可见人脑的发达。神经解剖学把人脑分为六部分：端脑（即大脑）、间脑、中脑、脑桥、延髓和小脑。形态学上的研究只是对人脑的轮廓有了大概的知晓。随着研究的深入，学者们把研究的目光转移到由两个脑半球和中间的连接部分构成的大脑。大脑的表面布满了浅深不等、弯弯曲曲的沟，沟之间隆凸的部分成为大脑回。这些沟回无疑增大了大脑的表面积，使之达到 2200 平方厘米左右。深入研究发现，每侧大脑半球的表面被覆盖着厚薄不一（平均厚约 2.5 毫米）的灰质（也称大脑皮质）。所谓灰质其实就是神经细胞（医学上还称之为神经元）的细胞体和由胞体深处的短突起（树突）聚集而成的结构。因其颜色灰暗而称为灰质。正常成人大脑灰质总重量约 600 克，约占脑重的 40%。大脑灰质神经细胞总数约为 200 亿（2002 年有学者报告），如此巨大数量的神经细胞通过复杂的联络方式，传递着人体内外的各种信息。

第二章
什么是脑病

脑病是指因遗传、先天性脑发育不全、脑外伤、脑肿瘤、脑出血、脑梗阻、感染、病变、化学药物中毒等引起的大脑神经组织损伤。

◇ 我国脑病现状

脑病正在威胁着人类健康，是当今社会、医学界普遍关注的问题之一。据调查，脑梗死、脑出血、脑萎缩、阿尔茨海默病、脑瘫、癫痫、帕金森病、脑外伤、神经损伤性疾病占人类疾病总数的 30% 左右。而

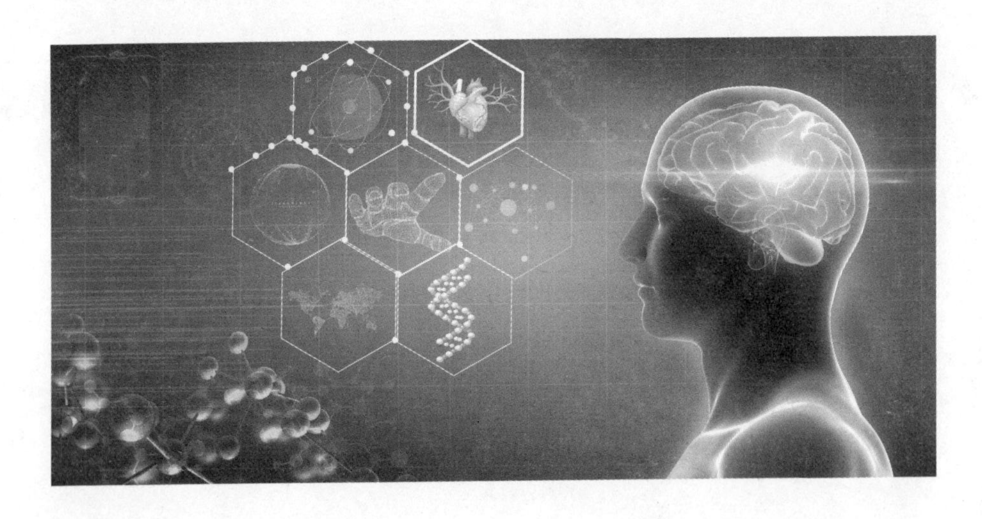

且脑梗死、脑出血等还具有高发病率、高死亡率、高致残率、高复发率等四高的特征。我国每年脑病新发患者约1000万例，其中致死致残率约占75%，国家和患者家庭花在脑病治疗上的医疗费用达上百亿元。

第一节　常见的脑病分类及治疗方法

◇ 常见的脑病分类

常见的脑病可以分为三大类：一是遗传、先天发育不良造成的小儿脑瘫，智力低下等；二是外伤造成的急性脑损伤后遗症、脑血管疾病造成的脑中风后遗症等；三是中枢神经纤维损伤造成脑神经细胞衰老退化，形成的慢性退行性疾病。包括阿尔茨海默病、脑萎缩、帕金森病等。

纵观各种脑病，都是神经信息传导通道——神经纤维堵塞，各种信息的传导不畅，脑神经细胞功能缺失所造成的。

◇ 不同脑病的致病原因及其常用治疗方法

1. 先天性脑病

先天性脑病，就是胎儿在母体内所患，出生后表现出来的脑病。

造成这类脑病的原因主要有两个，一是受遗传基因的影响，这包括近亲结婚、父体或母体隐形基因的传等；另一个是，胎儿在脑部发育时受到机体外部作用的影响，脑部神经所产生的错误链接。

因遗传所造成的脑病，多表现为学习能力差、弱智、痴呆，生活不能自理，需要家人长期照顾。此类脑病患者，现阶段无法通过任何方式治疗。唯一能做的，只有充分补充大脑营养，加强对其生活自理能力的训练。

因脑部神经错误链接所患的脑病则完全走向两个极端。一是，其病状表现与因基因缺陷所造成脑病的患者一样，另一种则会表现出，在与人交流和生活自理上产生障碍，但在其他某个方面表现出出奇的天赋。

人的大脑分为左右两个半球，左右脑有着不同的功能，左脑负责语言和逻辑思考，右脑负责艺术、数学和音乐能力。在胎儿时期，右脑通常比左脑更早发育完成，所以，左脑更容易受到外力的影响。在胎儿发育期间，睾固酮浓度非常高，在极少情况下，睾固酮会干扰脑部神经回路的组成，导致神经错误链接。脆弱的左脑暴露在睾酮的影响下，造成左脑受损。改为由右脑补偿受损的左脑功能，通常负责逻辑性左脑功能改为由较有创造性的右脑主导。这样的一部分人就极有可能成为“自闭性学者”。“自闭性学者”视病情的严重程度，有可能通过补充脑部营养和有意识的加强对与人交往能力的训练，在一定程度上改善生活自理能力的障碍。

2. 急性脑损伤后遗症

（1）什么是急性脑损伤后遗症：急性脑损伤后遗症大多是由于头部受伤、脑部受到病毒侵害、脑梗、脑出血、脑瘤等所造成的脑细胞死亡、脑组织病变；脑部供血、供氧不足或压迫神经系统所造成的。特别是脑梗、脑出血后遗症占了绝大多数。心脑血管疾病患者，脑部疾病的患病率和复发率也是最高的，是重点防护对象。

（2）急性脑损伤后遗症的危害

①头部受伤所导致的脑部损伤：此类后遗症视患者脑部所受伤的程度所决定。程度较轻者，脑伤的不良反应多在几天或数月内消失，大多不会产生后遗症，复发的概率也非常低。受损较重者，不良反应会持续发生，受脑部供血、供氧的因素影响，病情有可能减轻或加重。受损更加严重者，极容易造成伤者脑部不；可修复的损伤，造成瘫痪、脑死亡或者失去生命。

②脑梗、脑出血导致的脑部损伤：脑梗、脑出血根本原因在于脑血管内血液黏稠度高、血脂高、血压高、血糖高、血小板聚集等血液病变，和动脉粥样硬化斑块形成等血管病变一起共同作用，形成血栓堵塞脑动脉所致。脑梗、脑溢血导致脑局部的血流中断和脑组织缺血缺氧坏死。如果影响到运动神经系统，就会出现偏瘫、肢体障碍等后遗症；如果影响到语言中枢神经，就会导致语言障碍甚至失语等神经系统症状。

脑梗、脑出血发病一年后仍有肢体、语言障碍等就属于脑梗后遗症了，30% 的脑梗患者会留下不同程度的后遗症，其中 30%~40% 的患者会复发。后遗症的治疗重点以防止脑梗复发、改善症状为主。有的患者在发病一年内能够坚持服药，一年后就忽视了。有的患者认为只要坚持锻炼，控制好饮食，吃不吃药没关系。只靠锻炼和饮食调节，这是一级预防，是对尚未发生脑梗病变，存在危险因素的人的一种防病措施。对已经发生了脑梗的患者来说，要防止复发并继续改善症状，向好的方向发展，除注意清淡饮食、功能锻炼、控制好血压、血脂外，最重要的还是依靠用药，持续性治疗。脑梗是慢性病，而且多发于 60 岁左右的老年人，选择用药的重点，除对脑梗病因有针对性的防治作用外，如：动脉硬化等。还应具备长效、安全、无耐药性、剂型合理、剂量小的优势，这才是真正适合中老年脑梗患者长期服用的最佳二级预防用药。

③因病毒侵害引起的脑部疾病：世界范围内，病毒侵害引起的脑部疾病多为脑炎，其中发病率最高的是脑膜炎和乙脑，患病者多为儿童。由于发病快、对脑部损害大、大多具有强烈的传染性，受到世界各国的重视。因现代抗生素类药品的发达，只要治疗及时，脑炎大多可以治愈。少数没有及时治疗的患者会因此病丢失性命，或对脑部造成严重的不可修复损伤。

（3）脑神经退化造成的慢性退行性疾病：此类脑病多见于55岁以上的中老年人，比较常见的有帕金森综合征、老年痴呆、记忆力减退能。造成这类脑病的原因比较多、也比较复杂，以帕金森综合征为例，脑炎、遗传、药物的不良使用等诸多原因，都可以造成帕金森综合征。直到现在，也没有任何人能够确定此类疾病的根原因所在。对于多发生于中老年人的脑部疾病，多以预防为主，增加大脑的供血、供氧，为大脑提供更为充足的营养物质。

第二节　脑部疾病的康复治疗和保健

今天，人们提倡养生健康。须知，人类的精神健康是第一要素。健康的体魄首先需要一个健康的大脑，这个“司令部”的正常运作保证了我们身体各部功能的正常。

不论是西医学还是中医学都认为，人类生命活动中，大脑是最重要的器官，它使我们有别于其他动物。七情六欲由大脑产生，各种情绪的平衡及欲望的控制，保证机体处于健康状态。在快节奏的现代生活中，体力和心理的高负荷，使相当多（约60%）的人处于亚健康（精神活力和免疫力下降，却没有明显的疾病症状）状态。其实，摆脱这种不正常状态的困扰并非难事。持之以恒的体育锻炼，是保证健康增强免疫力的最好方法。适度的体育锻炼使人的身心都受益，有人统计，锻炼身体可以使人的寿命至少再增加 10.5 年。随着人口老龄化，阿尔茨海默病患者增多。人到老年，记忆力减退，实属自然，但脑功能并不是锐减的。只要注意勤于思维，多动脑筋，老而有所学，善于调整自己的情绪，就能使大脑得以“锻炼”。相反，懒于动脑，使大脑的活动减少，痴呆肯定会伴随脑供血不足和神经细胞功能减退而逐渐发生。

第三节 脑部疾病与脑营养的补充

大脑像一台精密仪器，时刻调节、指挥人的各种活动，当然需要能量。脑细胞工作的能量，可由一定量的蛋白质、碳水化合物、维生素、脑磷脂和矿物质等来提供，所以，足够的营养是维持大脑正常活动的基础。

营养好，不仅大脑可摄取充足的营养，身体也可得到营养。如营养不良，全身各系统的功能衰弱，各种疾病也就会乘虚而入，神经衰弱也不例外。当然，营养因素并不是引起神经衰弱的主要因素，还须加上其他因素才会致病。

◇ 饭桌保你好智力

从 40 岁开始，人们每天都会永远的失去一定数量的神经元。不过，如果营养充足，70% 的神经元会陪伴我们活到 80 岁，神经学家认为这剩余的部分足以保证我们思维的活跃。为此，除了加强补充必需脂肪酸

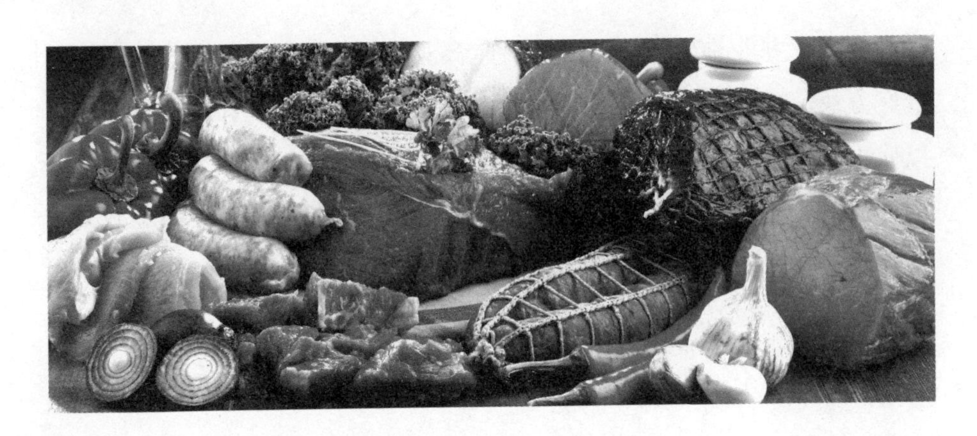

以外，还需要注意抗氧化物的摄入：维生素 E（植物油、油果、橄榄，杏仁……），维生素 C 和 β- 胡萝卜素（水果和蔬菜），硒（鱼和海鲜），都能起到保护神经元的作用。

DHA、EPA 和磷脂酸胆碱。属于 ω-3 脂肪酸的 DHA 能促进大脑神经细胞成长，释放乙酰胆碱，以增进记和学习功效，降低坏胆固醇及中性脂肪，预防高血压及动脉硬化，是一种万能补脑素。

因此，建议每天最好吃一次富含 DHA 及 EPA 的青背鱼，如秋刀鱼、沙丁鱼、鲑鱼等。但由于 DHA 和 EPA 容易氧化，最好买新鲜的鱼并尽早食用，和维生素 A、维生素 C、维生素 E 等抗氧化剂一起摄取效果更好。

第三章
她没有“老年痴呆”，只是忘了一些事情

名字，是人类了解事物的首要途径之一。我们每天都会在网络上看到很多寻找走失老人的寻人启事和帖子，他们中有很多人忘了自己的家在哪儿，因为他们都得了同一种病。而他们即将失去的不仅仅是回家的路。美国总统里根，失去了引以为豪的演讲能力；诺贝尔奖获得者——华裔美籍物理学家、光纤之父高锟，忘记了他的发明和所有研究成果；英国首相、铁娘子撒切尔夫人，丧失了她的智慧和自信。这个病叫做“阿尔茨海默病”，它还有一个广为人知的名字——“老年痴呆症”。

中国目前有1000万已经确诊的阿尔茨海默病患者，约占全世界的四分之一。阿尔茨海默病的发病率会随着年龄递增，并且只能通过药物缓解大脑萎缩，目前还没有治愈的办法。

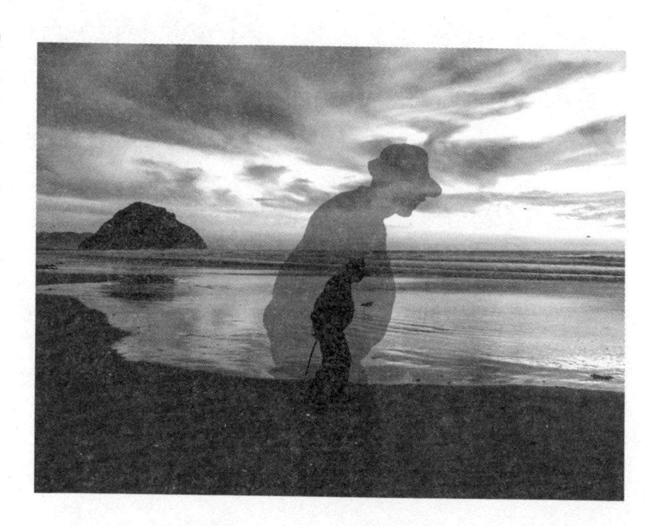

第一节 “老年痴呆”对社会的影响

国际阿尔茨海默病协会（ADI）在2018年9月发布的世界阿尔茨海默病2018年报告显示，2018年全球约有5000万人患有老年痴呆症，随着人口老龄化，这一数字每过20年就可能翻一番，到2050年全球将有超过1.5亿人受到这种疾病的困扰。据估计，2018年全球阿尔茨海默病造成的相关成本为1万亿美元，约为全球国内生产总值（GDP）的1.5%，到2030年，这一数字将增到2万亿美元。报告因此呼吁各国政府和相关机构对老年痴呆症给予更多关注，加大这一疾病的科研投入，加强社会看护体系建设，以应对老年痴呆症的高发趋势。

国际阿尔茨海默病协会是70多个国家和地区阿尔茨海默病协会或研究机构的联络组织，该组织将每年的9月21日定为“世界阿尔茨海默病日”，并在这一天发布关于阿尔茨海默病的年度报告。

随着我国人口老龄化的加剧，我国的老年人越来越多了，同时老年痴呆症的患者也越来越多。在1.78亿老年人口中，目前已知的老年痴呆症患者就有一千万，占全世界的1/4。调查发现：我国北方患老年痴呆的平均年龄为75、76岁，患血管性痴呆的年龄多在68岁左右。65岁以上人群中患重度老年痴呆的比率达5%以上，平均每年有30万新发病例。在60岁以上的老年人群中，年龄每增加5岁，老年痴呆的患病危险就可增加1.85倍。老年痴呆死亡率高，仅次于心血管疾病、脑血管疾病、癌症，同样，老年痴呆致残率也高。因此，老年痴呆病将成为21世纪威胁人类的最严重疾病之一。

老年痴呆患者的日常生活能力下降，他们不认识配偶、子女，穿衣、吃饭、大小便均不能自理；有的还有幻听幻觉，给自己和周围的人带来无尽的痛苦和烦恼。老年痴呆病人的平均生存期为5.5年，老年痴呆症继心血管病、脑血管病和癌症之后，成了老人健康的“第四大杀手”。

痴呆已不是老年人的“专利”，四五十岁就痴呆的人数也在逐年增加。不只是老年人，50岁的女儿陪同80岁老母亲看病，竟然双双被诊为老年痴呆；47岁妇女丢三落四，同样是老年痴呆惹的祸……这些都在显示，患老年痴呆的年龄在提前。老年痴呆逐步呈现年轻化趋势，血管性因素在发病中所起的作用也日益突出。事实上，老年痴呆在中年就开始有症状和反应，如果不提早发现和治疗，等发展严重就无法治愈了。

第二节　央视大型系列专题《我的父亲母亲》为“老年痴呆”正名

我国已经进入老龄社会，在1.78亿老年人口中，目前已知的就有一千万老年人患有老年痴呆症。实际上，在我国，“老年痴呆”是对多种脑部疾病的一种统称，是对中老年人因多种疾病造成的记忆、思维、分析判断、视空间辨认、情绪等方面障碍表象的描述。在国际上通称的阿尔茨海默病仅仅是其中一种。

中央电视台新闻中心于2012年9月21日“世界阿尔茨海默病日”推出大型新闻公益行动“我的父亲母亲”，呼吁关爱全国一千万痴呆老人群体，为“痴呆”正名，引起了全社会的广泛关注。

2012年10月10日，原卫生部新闻发言人邓海华在老年卫生工作专项例行新闻发布会上对这一大型公益活动予以了高度赞赏。邓海华表示，原卫生部对中央电视台积极应对老龄化社会的挑战，特别高度关注老年人健康这一行动表示赞赏，并将给予这次公益行动以大力支持。而针对活动提出为“老年痴呆”更名这一诉求，邓海华也作出了详细回应。

邓海华表示，对包括医学名词在内的科学技术名词的审定和公布，我国有严格的管理程序。全国科学技术名词审定委员会是经国务院授权，代表国家进行科技名词审定和公布的权威机构。经这个机构公布的科技名词具有权威性和约束力。其中医学名词的审定和公布，由设在中华医学会的医学名词审定委员会审定通过后，再报请全国科学技术名词审定委员会审定和公布。

邓海华回应称，1995 年审定公布的神经病学医学名词表中没有“老年痴呆症”这个名词，有“阿尔茨海默病（曾称老年早期痴呆）”。规范化后的名称是“阿尔茨海默病”，但是要规范使用还需要一个过渡。要更大范围、更多的人来规范使用医学名词，包括在新闻媒体、在规范的出版物上广泛使用，还需要做大量的科学普及工作。

邓海华表示，中央电视台的这次新闻公益行动，就是一个很好的科学普及行动。相信有专业机构的努力，有社会舆论的推动，中华医学会医学名词审定委员会的专家们，一定会本着科学的精神和人文的精神，按照既定的工作程序，对于疾病名称更名进行严格的审定。出于人性化的考虑，建议将“老年痴呆症”更名为“脑退化症”。同时，中央电视台联合卫生部门联合推出“黄手带”行动，在每个患老年痴呆症的老人手腕上带上黄手带，黄手带上记录了每个老人的具体信息，在老人忘记住址或遇到其他困难时，能够在社会好心人士和专业机构的帮助下回家，是解决老年人独立自主生活的根本保障。

第三节 阿尔茨海默病——“老年痴呆”的主要表现形式

老年性痴呆是一种大脑原发性退行性变性疾病，起病徐缓，病程呈进行性，病因迄今不明。患者表现为全面性痴呆，即记忆、智能（包括理解、推理、抽象概括和计算等）、语言、操作等方面有所衰退，性格发生改变，有的还出现精神症状。其中“阿尔茨海默病”是“老年痴呆”的主要表现形式。阿尔茨海默病（Alzheimer's disease，AD）是1906年由德国神经病理学家AloisAlzheimer最先描述的。阿尔茨海默病是一种伴有认知、行为和功能失常的进行性的神经变性疾病，是老年痴呆的一种最常见的形式。

关于阿尔茨海默病的流行病学研究开始于20世纪50年代，目前已在世界上很多国家普遍开展，我国于20世纪80年代开始。

◇ 流行病学特征

一、发病率

对阿尔茨海默病发病率的调查难度较大，虽研究开展较早，但目前资料很少，我国也仅有少数地区进行过前瞻性群体发病率研究。张明园等曾对上海地区55岁以上、60岁以上及65岁以上阿尔茨海默病进行抽样调查，结果显示其年发病率分别为0.42%、0.56%及0.89%。屈秋民等对西安地区近3000人随访3年后发现阿尔茨海默病年发病率55岁以上为 0.54%，65 岁以上为 0.69%。北京老年病医疗研究中心 1997~2000 年对北京地区老年人随访调查结果显示，60 岁及以上老年人阿尔茨海默病平均年发病率为 0.72%。

二、死亡率

世界各国报道不一，国内研究也不多。朱紫青等随访 3531 名 65 岁以上老人，其阿尔茨海默病死亡率为 17.68%。洪震等的前瞻性研究结果显示，阿尔茨海默病导致死亡的相对危险度为 1.71%。可以说阿尔茨海默病已成为继心脑血管病、恶性肿瘤之后危害老年人生命的主要疾病之一。国外学者也有类似报道。这方面的问题是，阿尔茨海默病往往不被列为直接或基本死因，但其常与直接或基本死因的发生有关。因此，如何评价阿尔茨海默病对死亡的影响，需作进一步仔细分析。

三、阿尔茨海默病的分类和诊断标准

根据遗传方式，阿尔茨海默病可分为家族性阿尔茨海默病和散发性阿尔茨海默病，其中散发性多于家族性。总的来说，可将阿尔茨海默病分为三类：①家族性早发；②家族性晚发；③散发性晚发。

阿尔茨海默病的诊断标准是：①有系统性疾病或能导致痴呆的其他脑部疾病的存在，但当前痴呆并不认为是由这些疾病引起的；②排除其他原因所引起的单一智能（记忆或语言）的进行性下降；③病人尸检或脑组织活检有组织病理证据。若一个病人很可能符合阿尔茨海默病的诊断标准且基因检查发现有相关致病基因的突变，绝大部分调查者会下确诊诊断。

第四节　阿尔茨海默病的临床表现

阿尔茨海默病的主要临床表现包括认知功能受损症状、神经症状和社会生活功能减退等，患者在病程中几乎都表现出精神行为症状。长期以来对痴呆伴发的精神行为症状缺乏统一的描述和定义，直到 1996 年国际老年精神病学会（IPA）召集的痴呆行为障碍国际专题讨论会议，才制定了痴呆的行为和精神症状这一新的疾病现象学术语。该会议将精神症状定义为：痴呆患者经常出现紊乱的知觉、思维内容、心境或行为等症状。阿尔茨海默病患者精神症状的总发生率为 70%~90%，其中出现妄想或幻觉的比例为 30%~50%，70% 的患者会出现激越或攻击行为。出现精神症状者死亡率显著增加，同时照料者的负担也增加，并且因考虑到患者及他人的安全原因，患者通常需要住院治疗。

◇ 临床表现

阿尔茨海默病一般在老年前期和老年期起病，起病隐袭，早期不易被发现，病情逐渐进展。核心症状为 ABC 三部分，即：日常生活能力降低、精神行为异常、认知能力下降。

1. 日常生活能力的逐渐下降

完成日常生活和工作越来越困难，吃饭穿衣上厕所也需要帮助，简单的财务问题也不能处理，日常生活需要他人照顾，最后完全不能自理。通常患者从轻度至重度进展需要 8~10 年。

2. 精神症状和行为障碍

抑郁、焦虑不安、幻觉、妄想和失眠等心理症状；踱步、攻击行为、无目的徘徊、坐立不安、行为举止不得体、尖叫等行为症状。多数痴呆患者在疾病发展过程中都会出现，发生率约70%~90%，影响患者与照料者生活质量，容易成为痴呆患者住院的主要原因。

3. 认知功能下降

典型的首发征象为记忆障碍，早期以近记忆力受损为主，远记忆力受损相对较轻，表现为对刚发生的事、刚说过的话不能记忆，忘记熟悉的人名，而对年代久远的事情记忆相对清楚。早期常被忽略，被认为是老年人爱忘事，但逐渐会影响患者日常生活。同时语言功能逐渐受损，出现找词、找名字困难的现象，可出现计算困难、时间地点定向障碍、执行功能下降等。

◇ 阿尔茨海默病患者精神状态表现

精神症状常见于阿尔茨海默病中晚期。患者早期的焦虑、抑郁等症状多半不太明显，当病情发展至患者基本生活完全不能自理、大小便失禁时，精神症状会逐渐平息和消退。另外，明显的精神症状提示痴呆程度较重或病情进展较快。

临床精神症状多种多样，主要可归纳为以下几类：

①妄想：认为物品被窃或被藏匿是最常见的妄想，严重时确信有人入室偷窃，并倾听或与偷窃者对话。患者的妄想往往不系统、结构不严密，时有时无，故按传统精神病学的妄想分类常有一定困难。

②幻觉：各种幻觉中以视幻觉多见。常见的视幻觉是看见偷窃者或

入侵者，看见死去的亲人等。

③情感障碍：约 1/3 患者伴有抑郁。在阿尔茨海默病早期可能主要是反应性抑郁。尽管患者抑郁症状比较常见，但真正符合抑郁发作标准的较少，尤其是中重度阿尔茨海默病患者，轻度痴呆时焦虑较常见。

④攻击行为：最常见的攻击行为是骂人、违抗或抗拒别人为其料理生活。虽然可出现多种攻击行为，但造成严重伤害的事件极少见。

⑤活动异常：可出现多种无目的或重复活动，如反复搬移物品，反复收拾衣物等；不少患者出现“徘徊症”，表现为整天不停漫步、跟随照料人员或晚间要求外出等；少数患者有尖叫、拉扯和怪异行为。

⑥饮食障碍：主要表现为饮食减少、体重减轻，大部分中晚期患者有营养不良，极少数患者出现嗜异食。

⑦生物节律改变：患者可表现为晚上觉醒次数增加。随着病情进展，睡眠日夜节律完全打乱，表现为白天睡觉，晚上吵闹。患者的行为异常在傍晚更明显，称日落综合征。

⑧性功能障碍：男性患者常有性功能减退。有些患者可有不适当的性行为和性攻击。

临床上人为地将阿尔茨海默病大致分为三个阶段：

第一阶段（1~3 年）：为轻度痴呆期。表现为记忆减退，对近事遗忘突出；判断能力下降，病人不能对事件进行分析、思考、判断，难以处理复杂的问题；工作或家务劳动漫不经心，不能独立进行购物、经济事务等，社交困难；尽管仍能做些已熟悉的日常工作，但对新的事物却表现出茫然难解，情感淡漠，偶尔激惹，常有多疑；出现时间定向障碍，对所处的场所和人物能作出定向，对所处地理位置定向困难，复杂结构的视空间能力差；言语词汇少，命名困难。

第二阶段（2~10 年）：为中度痴呆期。表现为远近记忆严重受损，简单结构的视空间能力下降，时间、地点定向障碍；在处理问题、辨别事物的相似点和差异点方面有严重损害；不能独立进行室外活动，在穿衣、个人卫生以及保持个人仪表方面需要帮助；不能计算；出现各种神经症状，可见失语、失用和失认；情感由淡漠变为急躁不安，常走动不停，可见尿失禁。

第三阶段（8~12 年）：为重度痴呆期。严重记忆力丧失，仅存片段的记忆；日常生活不能自理，大小便失禁，呈现缄默、肢体僵直，查体可见锥体束征阳性，有强握、摸索和吸吮等原始反射。最终昏迷，一般死于感染等并发症。

第五节 “老年痴呆”的其他类型

老年痴呆除阿尔茨海默病之外，还有其他三种常见的类型，他们分别是：血管性痴呆、混合型痴呆及其他型痴呆。其中，以血管性痴呆最为常见，危害最大。

◇ 血管性痴呆

血管性痴呆是各种脑血管疾病引发的痴呆。血管性痴呆可分为皮质性、皮质下和弥漫性三种。

（1）皮质性血管性痴呆包括血栓、梗死性和分水岭区梗死引起的多发性梗死性痴呆。多发性梗死性痴呆，主要是由于脑深部多发性小梗死所致的脑组织累积性损伤。梗死的血管越多，痴呆的发生率也越高。与老年性痴呆相比，血管性痴呆发病急、进展快。痴呆出现时，患者已出现运动障碍、动作缓慢、自发动作减少，并伴有构音、吞咽、记忆力障碍。同时还会出现健忘、失眠、性格改变、洞察力减退等。

（2）皮质下血管性痴呆包括皮层下动脉硬化性脑病、腔隙状态和血脑中线旁梗死。皮质下血管性痴呆症有一个特点，患者的大脑皮质功能基本完整，病变主要累及基底节、丘脑、间脑。皮质下血管性痴呆患者的外貌会给人一种虚弱、沉默的感觉。患者活动能力缓慢、共济失调、肌张力障碍、构音困难、容易健忘、识别能力差。

（3）弥漫性血管性痴呆主要是由小血管病变、遗传性多梗死性痴呆和脑血管淀粉样变引起的痴呆。

◇ 混合性痴呆

所谓混合性痴呆就是老年性痴呆和血管性痴呆在一个患者身上同时出现的痴呆症。由于两种痴呆合并而成，因此，兼有两种痴呆的症状。混合性痴呆在老年人痴呆症中所占的比率越来越高，为 15%~20%。

◇ 其他类型痴呆

这类痴呆症虽然比率不大，但也不容忽视。这类痴呆的发生主要是与脑外伤、一氧化碳中毒、维生素 B 族缺乏有关。

第四章

阿尔茨海默病——患者之“殇”、全家之“殇”

很多患者家属坦言：得什么病也别得“阿尔茨海默病”，也就是说，阿尔茨海默病会给当事人和家人造成无穷无尽的痛苦，甚至会严重影响到家人正常的工作和生活。

◇ 阿尔茨海默病四宗“最”

1. 阿尔茨海默病最“丢人”

近四分之一的痴呆患者会隐瞒或者掩饰被诊断为“痴呆”，主要的原因是耻辱感和怕在生活中遭遇歧视。据统计，40% 的痴呆患者在日常生活中曾遭受到不同程度的排斥。至于家人，更要顶住周围人的眼神压力，为患者的不当行为及言语埋单。

2. 阿尔茨海默病最“磨人”

阿尔茨海默病患者记忆、认知等能力全面下降，意识逐渐模糊，甚至陷入疯癫状态，严重时不认识配偶、子女，穿衣、吃饭、大小便均不能自理，对患者进行悉心照料绝对是一件漫长、艰难、痛苦的事。阿尔茨海默病从发病确诊至死亡，可能从3~4年至20~30年，大部分病人会经历5~10年这个阶段。在这期间，阿尔茨海默病患者的家人整天提心吊胆，全天必须随时陪伴患者身边，生活毫无质量可言。

3. 阿尔茨海默病最“危险”

阿尔茨海默病患者大多性格改变、情绪不稳，有时喜怒无常，常做出一些常人无法理解，甚至危险吓人的举动：比如，半夜打开煤气，在家里烧纸，把不干净、有毒的东西倒入饭里等等，这些举动都可能会对家人造成危险，尤其是家里的小孩，很容易受到伤害。

4. 阿尔茨海默病最“费钱”

阿尔茨海默病患者使配偶和子女承受着精神和物质的双重压力。据北京宣武医院社会医学部主任汤哲介绍，用于阿尔茨海默病患者的医疗护理费用相当巨大，美国每年达800亿美元。“我国暂时没有这方面的权威统计，不过从门诊治疗情况看，不包括家庭护理照料，按每人每年平均医疗护理费1.5万元计算，北京阿尔茨海默病患者每年要花费15亿元。”汤哲说。如果算上家庭护理费用，一个中国普通城市家庭护理一名阿尔茨海默病患者的年平均花费约在2.7~3万元之间。

◇ 阿尔茨海默病——认知先行

虽然阿尔茨海默病会给患者本人及家人带来沉重的精神和物质的双重压力，严重影响家人的生活质量，但可悲的是，大多数国人并未认识到阿尔茨海默病的可怕。多数人认为，人老了，就糊涂了，这是自然衰老的过程。殊不知，正是这种认知上的缺陷，导致了无数的阿尔茨海默病患者丧失了早期干预、早期治疗的机会。

东南大学附属中大医院神经内科施咏梅主治医师指出，阿尔茨海默病有三大表现：记忆力减退、行为古怪、好发脾气。如果经常出现记不起刚刚发生过的事情，同时对记忆力下降毫无烦恼，思维越来越迟钝，言语贫乏简单重复，反应迟缓；如果经常出现穿着古怪，行为异常，或是言语奇怪，令人费解，交谈吃力，无法合理地安排食物，经常性地将东西放错地方，理解力和判断力下降；如果经常发生人格改变，如变得多疑、淡漠、焦虑或粗暴，情绪毫无来由的快速涨落，或者较以往淡漠、麻木，终日消磨时日、昏昏欲睡，或对以前的爱好也兴味索然……出现这些性情改变的症状，患者及家属就要引起足够重视，需及时到正规医院就诊。

第一节　阿尔茨海默病的预防及治疗

导致阿尔茨海默病的原因是多方面的，年龄、遗传、脑部疾病等都是危险因素，而临床上，以阿尔茨海默病、血管性痴呆所占比例最多。年龄越大，阿尔茨海默病的比例越高，在 60~70 岁的人群里，10% 会患上老年性痴呆，而 85 岁以上老年人群中则有 50% 的比例会患上痴呆。因此，对于阿尔茨海默病的预防、早期识别，对于早期治疗，减缓疾病的进展，提高老年人的生活质量，减少家庭负担有重要意义。

◇ 阿尔茨海默病的预防

阿尔茨海默病并非不能预防，或者说通过良好的生活习惯和饮食方式能够大大地推迟和延缓阿尔茨海默病的罹患。特别是对容易罹患或已经有健忘、计算能力障碍、运动障碍、判断能力减退等阿尔茨海默病先兆的人群更是要做好提前预防。

一、一级预防

指预防认知功能正常的个体未来出现痴呆。阿尔茨海默病的危险因素中，有些因素是无法改变的（如年龄、性别和基因型），有些是可以改变的，包括血管性危险因素（高血压、吸烟、糖尿病、心房颤动和肥胖）以及头部外伤，而保护因素包括使用降压药、非甾体类抗炎药、他汀类药物、激素替代治疗、高等教育、节食、锻炼及参与社会益智活动。因为阿尔茨海默病的病因尚未阐明，主要应减少危险因素的影响，对易感人群进行监测。

阿尔茨海默病一级预防的主要方法：

1. 多用脑、多活动

曾经有人认为，年轻时用脑过度，老了后容易痴呆，这种观点是十分错误的。有研究发现：人在年轻时学的知识越多，越喜欢思考问题，那么大脑越发达，患痴呆的风险就越低，大脑是越用越聪明的。

2. 均衡膳食营养，不吸烟、少饮酒

碳水化合物、植物纤维、脂肪、蛋白质均应适当摄入，杂粮、细粮都要吃，动物蛋白、植物蛋白都要摄入，而且动物蛋白营养价值更高，老年人可优先选食鱼类、禽类，而脂肪的摄入，要尽量选用含不饱和脂肪酸高的油脂，如植物油。

3. 积极参加社会活动

要做到“人老心不老”，保持健康积极的心态，可以在很大程度上减少孤独、忧郁等不良情绪的滋生。同时和家庭成员保持亲密关系，积

极参加社会活动。适当地参加一些户外活动，例如：散步、做操和跳舞等，广泛接触各方面人群，对维护脑功能也是有益的，还可以和朋友谈天、打麻将、下棋等，都可以刺激神经细胞活力。

此外，读报纸、看电视、听收音机，到附近熟悉的街上按列好的清单购买物品，自己料理自己的生活，做一些简单的家务劳动，对脑功能的维持都有益。

二、二级预防

早发现、早诊断、早治疗对延缓阿尔茨海默病的发展有非常重要的意义，具体措施包括指导特定人群的家庭成员及相关人员掌握痴呆的常见早期症状，讲解痴呆的预防知识，指导特定人群定期进行精神状态及智能状况的自我评定，力争做到痴呆的早发现；并对检查发现的可疑患者做好其本人和家属工作，及时到专科医疗机构进行检查，早诊断、早治疗；定期进行家庭访问，提供相应的咨询服务和健康指导。

◇ 阿尔茨海默病的自我监测

记忆减退是老年性痴呆早期的核心症状，公众应正确认识，使病人得到及时治疗，延缓病情进展。在家中老人如果出现了记忆力日渐衰退、语言表达出现困难、判断力日渐减退、理解力或合理安排事物的能力下降、情绪表现不稳及行为较前显得异常等情况时，可通过老年性痴呆症早期认知障碍筛检量表进行自测，来初步判断家中老人是不是已经罹患有阿尔茨海默病。

使用老年性痴呆症早期认知障碍筛检量表。该问卷最好由了解受评者的知情者来回答，如没有合适的知情者，问卷也可由患者自己回答。

如果自测对回答问题的判断力上有困难，对活动表现兴趣降低，重复相同的问题或陈述等，表明有认知功能障碍的可能，应该及时就诊，让专家进行更完整的认知评估。

◇ 简易老年性痴呆症早期认知障碍筛检量表

问题1：现在是（星期几）？（什么季节）？（哪一年）？得分（ ）满分5分

问题2：我们现在在哪里（省市）？（区或县）？（街道或乡）？得分（ ）满分5分

问题3：现在我要说三样东西的名称，在我讲完后，请您重复说一遍。 请记住这三样东西，因为几分钟后要再问您的。

“皮球”“国旗”“树木”，请您把这三样东西说一遍。得分（ ）满分3分

问题4：请您算一算100减去7，然后从所得数目再减去7后如此一直地计算下去，请将每减一个7后的答案告诉我，直到我说“停”为止。得分（ ）满分5分

问题5：现在请您说出我刚才请您记住的那三样东西。得分（ ）满分3分

问题6：（出示手表）这个东西叫什么？得分（ ）满分1分

问题7：（出示铅笔）这个东西叫什么？得分（ ）满分1分

问题8：现在我要说句话，请您按我说的说一遍“如果并且但是”。得分（ ）满分1分

问题9：我给您一张纸，请您按我说的做，现在开始：“用右手拿着这张纸”，用两只手将它对折起来，放在您左腿上得分（ ）满分3分

问题 10：请您念一念这句话，“闭上您的眼睛”并按照去做。得分（ ）满分 1 分

问题 11：这是一张图，请您照样把它画下来。

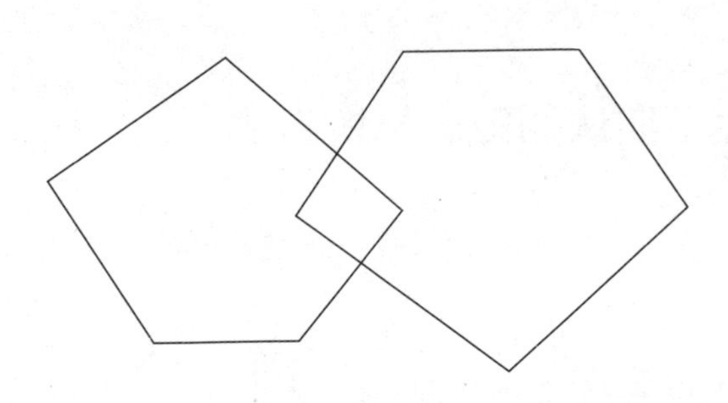

得分（ ）满分 1 分。

（正确的应是：两个五角形的图案，交叉处又有个小四边形）。

评分标准：以上问题被测试者若为高中文化水平，应得 30 分的满分；如果是文盲，应得 27 分。分数低于 27 分，说明出现痴呆征兆，应引起注意。

◇ 阿尔茨海默病的治疗

1. 天然药物的治疗策略

阿尔茨海默病病的发病机制主要是海马和前脑基底部神经元脱失。到目前为止，仍缺乏特异的治疗方法，在临床上药物治疗仍作为主要治疗手段。大量研究集中在胆碱醋酶抑制药、钙拮抗药、抗炎药物、抗氧化和自由基清除药、中药、脑代谢促进药、神经营养因子、雌激素和基因疗法等。

2. 阿尔茨海默病精神症状的临床治疗

精神症状的治疗目的是减轻患者症状，增加患者、家属或照料者的舒适度和安全性。精神症状的治疗分药物治疗和心理治疗，临床主要应用药物治疗。治疗时应明确症状类型，以便选择合适的药物。是否使用

药物应根据患者的痛苦程度和症状对患者及照料者的危害程度决定。如患者痛苦和造成的危险程度很小，一般只需心理支持和分散患者注意力就足够了；如症状使患者很痛苦或伴随激越、冲动攻击行为，使患者或他人处于危险之中，即有药物治疗的必要性。由于药物有多种不良反应，因此，不管使用什么药物治疗，都须对疗效进行认真评价并根据病情合理调整用药。随着阿尔茨海默病的进展，精神症状可能加重或减轻，应根据病情变化相应地增加或减低剂量，更换药物或停药。

（1）药物治疗

①抗精神病药物：抗精神病药物大致可以分为典型（第一代）抗精神病药物（FGA）和非典型（第二代）抗精神病药物（非典型抗精神病药物），主要用于治疗精神病性症状，如幻觉、妄想、冲动、攻击行为等。常用的典型抗精神病药物有氯丙嗪、奋乃静、氟哌啶醇、氯普噻吨和舒必利等；非典型抗精神病药物主要有氯氮平、利培酮、奥氮平和喹硫平等。近 10 年中，后三种药物在临床上占主导。典型抗精神病药物用于阿尔茨海默病患者的精神症状治疗，其精神状态和迟发性运动障碍可加重患者的失用症状和帕金森病；其抗胆碱不良反应可加重已有的认知功能缺损及原有的心脏疾病；同时过度镇静和直立性低血压则易使患者跌倒及骨折，但典型抗精神病药物价格相对便宜。

①抗抑郁药：抑郁是阿尔茨海默病患者的常见表现，有效抗抑郁治疗能改善患者的认知功能和生活质量。伴抑郁的阿尔茨海默病患者即使不符合重度抑郁诊断标准也应考虑药物治疗。

各种抗抑郁药的疗效差异不大，有效率多在 70%~80%，但不良反应差别很大。三环类和四环类抗抑郁药通常有明显的抗胆碱和心血系统不良反应，包括视物模糊、口干、心悸、尿潴留、麻痹性肠梗阻、加重或诱发老年患者的闭角性青光眼、直立性低血压以及心脏传导阻滞等，阿尔茨海默病患者应慎用。

（2）心理治疗：研究评估系统把随机对照研究列为等级最高的研究，但绝大多数心理治疗的研究等级并不高，因而目前临床证据尚有限。但缺乏证据并不等于缺乏疗效，标准化的心理治疗方法和大型随机对照研究将是今后的研究重点。

①回忆治疗：回忆治疗运用旧报纸和家庭用品等材料来刺激患者的记忆，并让他们互相分享经验。有 3 项小型随机对照研究，其中 Baines 的研究包括 10 例患者，在现实定向后进行回忆治疗，结果显示，患者行为改善，但差异无显著性；而研究并未发现回忆治疗的益处。

②证实治疗：证实治疗基于每位个体是独一无二的前提，通过鼓励和证实情感的表达来解决冲突的研究提示，接受证实治疗的患者易激惹症状得到改善。研究未发现患者行为明显变化。随机对照研究比较了证实治疗与常规照料的差异，尽管 1 年后随访时护理人员认为治疗组症状得到改善，但独立结果评估、所需护理时间、精神药物的使用和限制方面并未发现两组间差异的显著性。

③现实定向治疗：现实定向治疗基于这样的思想，即患者定向能力（包括时间、地点、人物和日期等）受损，影响了患者的执行功能。随机对照研究显示，现实定向治疗与积极的病房定位相比，并无即时的益处。其他一些小型的非随机研究均显示，现实定向治疗可改善患者情绪，减少精神行为症状。

④认知行为治疗：认知行为治疗来源于现实定向治疗。有三项随机对照研究提示了某些积极的结果，如早期行为改善，但为期 9 个月的随访，治疗组与对照组并无差异，研究提示，认知行为治疗可以减轻抑郁，改善生活质量，但对患者情绪无影响。

第二节 阿尔茨海默病的家庭护理

一对普通的工薪阶层夫妇，用于对患有重度阿尔茨海默病、生活已不能自理的老人的护理费用一年为 2 万元左右，相当于夫妻一方一年的收入，而且阿尔茨海默病的医疗费用不可以报销，因为此病不在医保范围之内。商业医疗保险中也没有包括这种病。看来，无论是医保还是商业保险，暂时都不能为这部分患者及其家属提供费用支持。与治疗护理费用相比较，阿尔茨海默病病患者家属所承担的精神压力恐怕就不能用金钱来统计了。有一位在新闻单位供职的女士，回忆起自己的母亲照顾患有阿尔茨海默病的奶奶感叹不已：“那个时候，妈妈每天都有洗不完的床单，常常是这次洗的还没有晾干，新换的床单又脏了，妈妈几乎完全‘拴’在奶奶床前了。”

当你亲近的人被诊断得了痴呆时，你一定会感到非常痛苦。尤其当你逐渐地了解到这个诊断最终意味着什么的时候，这种悲痛的感觉还会加深。在必须照看病人的同时，又要经受这样的感情折磨，实在是一种双重的负担。因此，老年性痴呆作为一种渐进性疾病，早发现、早治疗是关键。全社会都应该

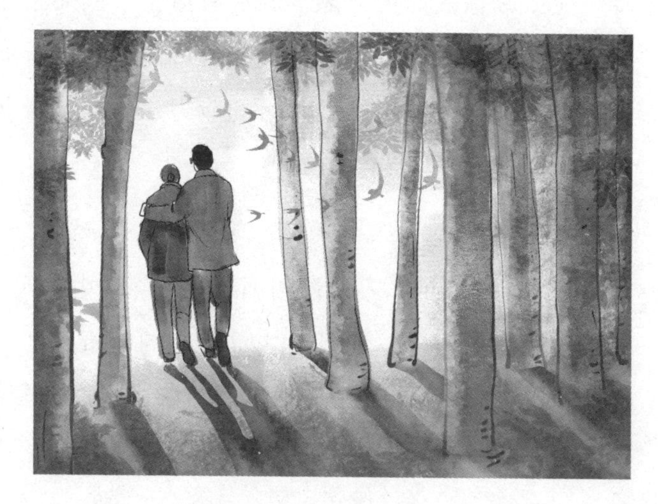

关心痴呆老人，帮助痴呆老人，对阿尔茨海默病患者开展生活、医疗保健等社会一条龙服务，使痴呆老人生活起居有助，医疗保健有方，娱乐活动有伴，摆脱孤独无援、悲观忧伤的心态，在精神上、物质上得到全社会的有力支持，身心愉快地度过晚年。

对于阿尔茨海默病患者，护理的根本目的是维持他的日常生活自理能力，并通过调整周围环境，使之与患者的生活能力相适应，延缓患者生活完全不能自理现象的出现。

1. 保持不变

尽量保持患者生活环境中的各种事物恒定不变，必须改变时要采用缓慢渐进的方式。

痴呆患者学习新事物的能力很差，生活环境的改变会使其不知所措，加速自理能力的下降。但现实生活中变化总是难免的，护理者应尽量使这一变化小一点、慢一点，并反复教导和训练患者适应新环境。

2. 提供适当的帮助

照料痴呆病人并不等于替他做一切事，那将使其生活能力迅速下降。应鼓励他去做力所能及的所有事情，同时给予必要的帮助。痴呆患者就是在做最熟悉的事情时，也可能遇到困难而产生挫折感，进而退缩回避，并最终丧失做此事的能力，适当的帮助可避免此种情况的发生。

3. 简单原则

生活是复杂的，不要试图训练痴呆患者去完成那些复杂的工作，如做饭、用洗衣机等，那只会加重他们的挫折感，引起不必要的情绪反应。告诉他们在哪里上厕所、在哪里睡觉也许更重要。另一方面，在训练患者做那些简单的事情时，应使程序和步骤减到最少。

4. 耐心

由于痴呆患者理解力、记忆力减退，因此在接受指导时大多反应较慢，或因遗忘护理者的要求而停滞不动。护理者需不急不躁，多给患者一些时间，并心平气和地反复指导，方能取得更好的效果。

5. 个体化

对痴呆患者的护理应根据其病情特点制定相应的计划，并随着病情的改变而改变。

6. 自我调适

护理痴呆患者是一项长期而艰苦的工作，为护理人员提供良好的生活和社会支持，将有助于他们保持积极乐观的心态，避免因他们的情绪波动带给患者额外的压力。

◇ 阿尔茨海默病患者护理过程中的护理要点

1. 着重生活照顾。例如：根据气温变化，随时为老年人增减衣服；菜肴宜清淡，富营养，易于消化，若吃鱼虾，应代其将鱼刺取出，虾壳剥掉，以免鱼刺噎喉；老人的日常生活用品，应放在其看得见的地方。

2. 痴呆老人外出后常不识归家之路，因此要备一张小卡片放在老人衣袋中，卡片上写明系痴呆老人，同时写上电话号码及家庭住址，便于与家庭取得联系。

3. 痴呆老人辨别能力差，常爱将废纸、脏塑料袋视为珍品收藏，使家中脏乱不堪。对此，家属无需与病人论理，只需要偷偷扔掉就是了。痴呆老人记忆甚差，你扔掉的物品，他是回忆不起来的。贵重物品要藏好，免得老人取出后扔了或被人轻易骗去。

4. 痴呆老人的睡眠常日夜颠倒，影响家人睡眠和工作，晚上可给老人服地西泮助眠。

5. 不要给老人饮酒、吸烟、喝浓茶、咖啡，以免影响睡眠质量。

6. 人老感觉迟钝，加上痴呆，有了病痛不会及时诉说，因此要观察病人有无脸红发烧、面部痛苦表情，发现异常，应及时就诊，以免病情加重，危及生命。

7. 根据阿尔茨海默病患者身体条件，尽可能独立完成洗脸、刷牙、整理床铺等日常活动；为其制定适宜的锻炼计划，如上下楼梯、慢走等。

8. 根据患者的兴趣，有条件的家庭可以请人陪伴患者，每日可以下棋、读报、聊天、练书法和绘画，帮助患者扩大思维，提高智能，无条件者可以通过社区将老年人集中搞活动，切勿将患者留在家内隔绝人际交往。

9. 阿尔茨海默病患者常伴有高血压、糖尿病、冠心病、脑梗死等疾病，对这类患者要控制血压、血糖、血脂，防止短暂性脑缺血发作。老年性痴呆在治疗上无特效药，临床上多为对症治疗，如睡眠不好，应用镇静催眠药；出现幻觉妄想要用抗精神病药等，家属需要注意用药的剂量与副作用，认真监测，如出现静坐不能、直立性低血压、迟发性运动障碍、抗胆碱能综合征，需及时与医生联系。

10. 阿尔茨海默病患者因生活自理能力下降，免疫力低下，容易合并压疮、感染等并发症，一旦出现会增加家庭的经济及护理难度，故应在日常护理时，注意预防压疮、肺部感染等合并症的发生。

11. 阿尔茨海默病患者因智能下降，可能会出现走失、冲动、自伤、自杀等高危行为，所以，家属在护理时需防自杀、冲动、毁物、走失、纵火等意外发生。

12. 生活上应给予充分照顾，和患者交流时语言要简单、形象、缓慢、清晰，态度要亲切、温和、平静，要经常耐心倾听患者的回忆和忧愁，使患者压抑的情感得到释放，要经常表扬患者、鼓励患者，唤起患者的积极情绪，使患者增强信心。

◇ 痴呆患者护理过程中的常见问题与对策

1. 漫游

多由于智力障碍、环境不熟悉、疲倦、紧张焦虑、意识障碍等原因引起。而夜间漫游则主要与患者在黑暗环境下丧失空间定位能力有关。护理对策包括给患者提供更好、更安全的生活环境，如无障碍的场地、有明显标志物的居室等，且标志物应选用患者最熟悉的东西。为患者安排一些有计划的活动，也可以减少患者的漫游，并可改善患者的社交活动能力，增进其愉快感和自我表现感，这些活动应结合患者的兴趣爱好以及以往的生活经历，以便提高他们参与的积极性。

2. 自我照顾能力丧失

一方面，护理人员应反复指导和反复训练患者，使他们获得一些基本的个人生活能力。另一方面，又要从冷暖饥饱等各个方面替患者考虑周到。

3. 大小便失禁或生活能力差

痴呆患者大小便失禁，往往增加感染和发生皮肤病的危险。护理对策包括提供明显的入厕标志，将厕所设在患者生活区的附近，定时提醒患者如厕，重新训练大小便习惯等等。

4. 进食障碍

痴呆患者常有拒食、贪食、随手乱抓东西吃的情况。因此，照顾好患者的进食直接影响患者的健康，方法一般包括定时进餐，选择有营养、易消化的食物，而且要根据患者的喜好安排食谱，以免引起拒食。喂饭时要慢一些，以保证患者有时间充分咀嚼食物。

5. 精神症状

当患者出现幻觉、妄想时，不要与其争辩，可设法转移其注意力，再耐心解释，同时及时找精神科医生诊治。对于患者的暴力、攻击行为，仍以疏导、解释、转移注意力等方法为主，并可在医生的指导下，短期应用镇静药物控制，同时应分析并找出引起患者不愉快的原因，防止再发生。

6. 失眠

患者认知障碍严重时，常白天休息、夜间吵闹，使护理者疲惫不堪。处理的方法是尽量不让患者在白天睡觉，增加活动，保持兴奋，以使他们能在夜间休息。

第三节　阿尔茨海默病的社会支持

一个老人不能完成熟悉的工作，不像过去那样能和家人很好地相处，丢三落四，人格改变，你会想到他可能已患上阿尔茨海默病了吗？如果不懂得这方面的知识，你怎么去关爱帮助他们？阿尔茨海默病是个智残疾病，病人自己不能体会，但是由于他生活自理能力下降、认识障碍、情感障碍等等，给家庭造成混乱，给社会带来负担。

阿尔茨海默病不仅仅是个生物医学问题，它牵涉到社会学、心理学、伦理学、法学等等，是个综合大课题。它的防治要求有知识、有氛围，不只是家庭氛围，还要在全社会构建这样的氛围。

目前阿尔茨海默病还没有特效的治疗方法，更多的都是照料护理。从我国的养老方式上来说主要是家庭养老为主，几乎90%以上都是在家庭，很少一部分是在医疗机构。男性患者87%以上的家庭照料都是由老伴来完成的，女性患者50%的家庭照料是由老伴完成的，另一半是由子女完成的。在阿尔茨海默病患者的护理过程中，我们必须有更多的社会支持。

◇ 阿尔茨海默病的社会支持尤其重要

社会支持的来源是多方面的，包括配偶、子女、亲属、朋友、同事及医务人员等，它不仅需要外界的提供，还需要个体积极创造条件去主动获取。关于这方面的研究显示：实施住院—社区—家庭全程护理干预。加强对阿尔茨海默病病人的护理方面的支持可提高痴呆病人的生活质量，延缓病情进展。

上海市精神卫生中心何燕玲等人对170位新发阿尔茨海默病患者的调查结果发现，社会心理因素对阿尔茨海默病的发生、发展有推波助澜的作用。一项对陕西农村488例老年人的调查发现，分离，离婚，丧偶等对老年人的认知功能下降有促进作用，提示老年人情感不足可加速衰老。由于离异、丧偶等原因，老年人独居是一种普遍现象，自己独居一处，减少了与人交往的机会，孤独、寂寞、饮食不当是十分突出的问题，这些都会加速痴呆病的发生和进展。

◇ 我国阿尔茨海默病患者社会支持不足

1999 年 12 月，我国开始进入老龄化社会，然而我国经济还不够发达，未富先老，解决老年人的特殊需要还存在很大困难。与西方发达国家相比，我国尚未建立阿尔茨海默病患者的医疗护理机构，也缺乏对阿尔茨海默病照顾者的社会支持系统。城市中不足 1% 的阿尔茨海默病患者在各种养老机构接受治疗，多数社区还没有发展适用于痴呆患者的服务和关怀设施，不能满足阿尔茨海默病患者的长期需要。

◇ 我国阿尔茨海默病护理人员相关知识水平较低

由于我国经济欠发达，老年福利体系和社会医疗保障体系仍不健全。患者不可能长期住院接受治疗，绝大多数的痴呆患者只能在家中由亲人照料，而阿尔茨海默病照顾者的家庭护理知识与照顾技巧知晓度较低，尤其在与患者沟通技巧、预防并发症、安全护理、益智训练、锻炼患者的自理能力等方面的知识缺乏，在这样的情况下，痴呆老人常由不具备专业知识和护理技术的家庭照顾，而长期繁重的日常生活护理也给照顾者身心健康带来很大的影响，如紧张、无助、倦意、疲惫等。

◇ 怎样为阿尔茨海默病患者及家属提供社会支持

阿尔茨海默病患者不仅自理能力受损，而且生理、心理、社会角色等诸多方面都有不同程度损害，护理学中强调，人是社会的人，人在患病等应激情况下，社会支持系统对人产生的影响是不容忽视的。良好的社会支持可促进病人的正面情绪，减少攻击性行为，国外多认为阿尔茨海默病的发生对于整个社会是个重要的健康问题，强调全社会参与。因此，政府要高度重视阿尔茨海默病的预防保健工作，投入足够的服务资源，从政策以及财政上对阿尔茨海默病患者的护理照顾工作给予一定的支持，建立完善社区老年服务网络，为阿尔茨海默病患者及照顾者提供来访看护和医疗咨询服务，同时应与医院建立良好的合作关系，并形成有效的双向转诊运行体系，形成“医院—社区—家庭”的一条龙服务，建立“疾病—预防—照顾”为一体的网络系统，由医生、护士、家属和社区有关人员共同讨论确定患者出院后适合的照料方式。

◇ 社会应加强阿尔茨海默病知识宣教，加大宣传力度，提高国民的健康意识

国内外的大量研究资料表明：每十个老年人就有一个显现不同程度的痴呆症状。严重影响人们的健康和生活质量，但人们对痴呆的就诊意识淡漠。北京协和医院神经科张振馨教授对 450 个有阿尔茨海默病的家庭中调查发现，有 50% 的家庭根本不知道老人得的是痴呆病，觉得老糊涂是正常的，不用看病吃药，只有 2% 的家庭带老人进行正确的治疗。研究发现，部分家属对老年性痴呆这一疾病不重视，并误认为是衰老所致，因而忽略了治疗和日常生活能力的训练，直至完全痴呆，生活不能自理，方才引起重视，因此，应加强阿尔茨海默病知识宣教。

1994 年国际阿尔茨海默病协会在英国爱丁堡第十次会议确定 9 月 21 日为“世界阿尔茨海默病日”，这一天，全世界 60 多个国家和地区开展宣传活动，使全社会都懂得阿尔茨海默病病的预防是非常重要的，应

引起足够的重视。

2001 年 9 月 21 日，我国首次举办“世界老年性痴呆病宣传日”，主题是：“诊断痴呆：有效帮助的第一步。早发现，早诊断，早治疗是关键。”其主要宗旨是宣传痴呆，认识痴呆，重视痴呆，呼吁全社会尽早地一起投入到关注老年期痴呆的实际行动中。

老年人的健康将关系到整个社会的稳定和发展，社会各界都应关心不同层面老年人的晚年生活，改善他们的生活质量，建立良好的生活方式，饮食习惯，功能锻炼等，为他们创造更多的交流、活动机会，让更多的老年人老有所为，老有所乐，培养他们的健康意识，延缓阿尔茨海默病的发生。

第四节　阿尔茨海默病的日常饮食及营养补充

◇ 阿尔茨海默病患者应该少吃含“铝”的食物

把阿尔茨海默病死者的脑组织放在显微镜下观察，可看到某些部分的神经纤维都纠缠在一起，而将它们染色之后，可发现这些纠缠处含有异常量的铝元素。因此有些医生认为这些铝元素与此病的发展有关联，但是它们如何扯上关系却仍是谜。不过有的神经学家不赞同此看法，他们指出铝元素只不过是一种污染物，要不就是被别种疾病损害的组织吸入体内的，绝对不是阿尔茨海默病的病因。

多伦多大学的神经学家唐纳德·麦克拉克兰医师让阿尔茨海默病患者服用一种叫“去铁敏”的螯合物，它可附着在铝元素上并将之排出体外。结果发现，患者的病况因此而缓慢下来许多。螯合物（chelate）源自希腊文 claw，本身会附着在某些金属物上使之同时排出体外。它被广泛用于治疗重金属（如汞和铜）中毒的情况（有人声称它也可改善动脉硬化，但此观点仍在争论之中）。麦克拉克兰医师的理论及目前的观察结果足以说服您少用含铝元素的东西。

美国国家老化研究所阿尔茨海默病部门的主任认为，这项理论值得再深入研究，而纽约西奈山医学院的神经病理学负责人对此问题更感兴趣，他认为，铝元素是引起阿尔茨海默病的重要因素之一。此外，英国医学文献最近的报道也将矛头指向了铝元素。根据一项观察，接受肾脏透析的病人为了控制血液中烯酸盐的含量，必须服用含铝元素量高的化合物，结果他们脑中某种异常蛋白质的含量竟然上升——这种蛋白质也存在于阿尔茨海默病患者的脑中。这又是另一项指证铝元素为病因的间接证据。

◇ 阿尔茨海默病患者应常吃哪些食物？

据英国《每日邮报》9 月 12 日报道，德国一项新研究发现，吃菠菜有助于防止阿尔茨海默病，吃胡萝卜和杏也有同样功效。

乌尔姆大学研究人员对 74 名轻度阿尔茨海默病患者和 158 名健康参试者进行了对比研究。参试者年龄介于 65~90 岁之间，他们接受了神经心理测试，回答了有关其生活方式的多个问题，并进行了抽血化验，还测量了身体质量指数。结果发现，维生素和 β- 胡萝卜素水平偏低与阿尔茨海默病之间存在关联性。因此，菠菜、胡萝卜和杏等富含抗氧化剂的蔬菜水果有助于缓解阿尔茨海默病症状。

◇阻击中老年人的健康杀手

现代营养学研究发现：脂质、糖甚至蛋白代谢紊乱事实上是三位一体，互相联系的。高脂血症、高血压、高血糖等代谢综合征的发生，都是代谢进程中吸收、分解、氧化、转运、合成、再分解等各个环节出现的障碍所致。而这些障碍的出现，和人体内肽分泌的减少和缺失有着莫大关系。

人类摄取食物蛋白质经消化道的酶作用后，大多是以低肽形式消化吸收的。肽比游离氨基酸消化更快、吸收更多，肽的生物效价和营养价值比游离氨基酸更高。

生物活性肽是源于蛋白质的多功能化合物。活性肽具有多种人体代谢和生理调节功能，有促进免疫、激素调节、抗菌、抗病毒、降血压、降血脂等作用。

特别是酪蛋白复合多肽中含有脑肽，能和α亚麻酸、亚油酸在体内降解产物DHA一起透过血－脑屏障，直达脑组织，为大脑提供营养，调节脑功能。缩短入睡期，延长睡眠时间，特别是慢波睡眠，改善睡眠质量，提高记忆力，增强智力，对阿尔茨海默病、帕金森综合征等脑部疾病有着良好的辅助调节作用。

调节血脂、改善记忆力，α－亚麻酸、亚油酸一个都不能少

作为人体必不可少的脂肪酸，α－亚麻酸和亚油酸都具有降低胆固醇、调节血脂、改善记忆力的功效，虽然功能机理不尽相同，但是其对心脑血管疾病以及脑部疾病都有良好的干预效果。

血管性痴呆做为阿尔茨海默病的重要原因之一，良好血液环境有助

于预防和延迟阿尔茨海默病的罹患和发展。并且，α- 亚麻酸作为大脑必要的物质，通过足量的摄取也能起到对阿尔茨海默病的辅助治疗效果。

α- 亚麻酸——调血脂、调血压，预防心脑血管疾病

（1）预防心脑血管疾病：α- 亚麻酸可以改变血小板膜流动性，从而改变血小板对刺激的反应性及血小板表面受体数目，因此，能防止血栓的形成。

（2）降血脂：α- 亚麻酸能促进血浆低密度脂蛋白向高密度脂蛋白的转化，使低密度脂蛋白降低，高密度脂蛋白升高，从而达到降低血脂，防止动脉粥样硬化的目的。

（3）降低临界性高血压：α- 亚麻酸的代谢产物可以扩张血管，增强血管弹性，从而起到降低血压的作用。

α- 亚麻酸——大脑的必需物质

α- 亚麻酸有益于大脑健康和智力提高，是维持大脑和神经机能所必需的因子。大脑神经的生长需要 α- 亚麻酸作为原料，为神经和神经元提供能量，是大脑的必需物质。

α- 亚麻酸的衍生物 DHA 是大脑的重要物质，它能够促进脑内核酸蛋白质及单胺类神经递质的合成，对于脑神经元、神经胶质细胞、神经传导突触的形成、生长、增殖、分化、成熟具有重要的作用。同时，它能够增进大脑神经膜、突触前后膜的通透性，使神经信息传递通路畅通，提高神经反射能力，进而增强人的思维能力、记忆能力、应激能力。据医学专家研究显示，α- 亚麻酸对于提高儿童智力和防止老年人大脑衰老都是必需的。

亚油酸——血管的清道夫

亚油酸是人体不能合成的必需脂肪酸。由于亚油酸能降低血液胆固醇，预防动脉粥样硬化，因而倍受重视。研究发现，胆固醇必须与亚油酸结合后，才能在体内进行正常的运转和代谢，如果缺乏亚油酸，胆固醇就会与一些饱和脂肪酸结合，发生代谢障碍，在血管壁上沉积，逐步形成动脉粥样硬化，引发心脑血管疾病。

亚油酸具有降低血脂、软化血管、降低血压、促进微循环的作用，可预防或减少心脑血管疾病的发病率，对高血压、高血脂、心绞痛、冠心病、动脉粥样硬化、老年性肥胖症等防治极为有利。亚油酸能起到防止人体血清胆固醇在血管壁沉积的作用，有“血管清道夫”的美誉，具有预防动脉粥样硬化及心脑血管疾病的保健效果。

第五章
阿尔茨海默病需补充肽

人体干重的70%以上都是蛋白质，很多活性物质都是以肽的形式存在。没有肽，就没有活性，就没有生命。肽涉及人体的激素、神经、细胞生长和生殖各个领域。其重要性在于调节体内各个系统和细胞的生理功能，激活体内有关酶系，促进中间代谢膜的通透性；通过控制DNA转录影响特异蛋白合成，最终产生特定的生理效应。肽是涉及人体内多种细胞功能的重要物质。肽可以合成细胞，并调节细胞的功能活动。肽在人体作为神经递质，传递信息。肽可在人体作为运输工具，将人体所食的各种营养物质与各种维生素、生物素及对人体有益的微量元素输送到人体各细胞、组织和器官。肽是人体重要的生理调节物，它可全面调节人体生理功能，增强和发挥人体生理活性，它具有重要的生物学功能。肽对人的细胞活性、功能活动、生命存在具有无以伦比的重要性。但现代人

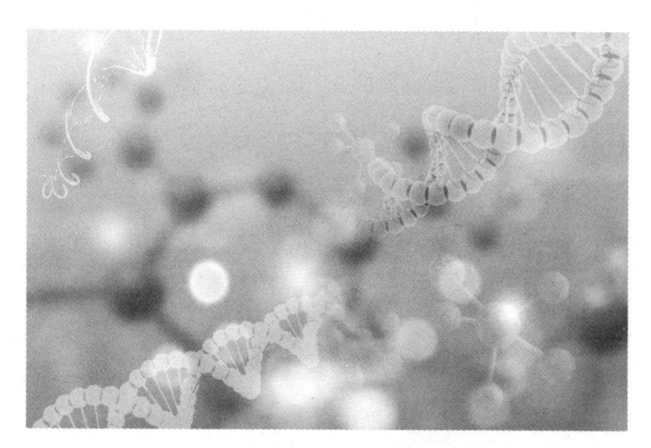

因各种因素使体内肽的流失、损失速度加快，合成肽的能力大大减弱。因此，现代人普遍缺肽，必须补充人工合成肽。补肽就是补活性，补肽就是补活力，补肽就是补生命。

第一节 什么是肽

肽是介于氨基酸和蛋白质之间的物质。氨基酸的分子最小，蛋白质最大，两个或以上的氨基酸脱水缩合形成若干个肽键，从而组成一个肽，多个肽进行多级折叠就组成一个蛋白质分子。蛋白质有时也被称为“多肽”。肽是精准的蛋白质片断，其分子只有纳米般大小，肠胃、血管及肌肤皆极容易吸收。二胜肽（简称二肽），就是由二个氨基酸组成的蛋白质片断。

截止 2003 年 9 月，生物体内已发现几百种肽，是机体完成各种复杂的生理活性必不可少的参与者。所有细胞都能合成多肽物质，其功能活动也受多肽的调节。它涉及激素、神经、细胞生长和生殖各领域，其重要性在于调节体内各个系统器官和细胞。酶法多肽的生理和药理作用主要是激活体内有关酶系，促进中间代谢膜的通透性，或通过控制 DNA 转录或翻译而影响特异的蛋白合成，最终产生特定的生理效应或发挥其药理作用。肽优于氨基酸，一是较氨基酸吸收快速；二是以完整的形式被机体吸收；三是主动吸收（氨基酸属被动吸收）；四是低耗，与氨基酸比较，肽吸收具有低耗或不需消耗能量的特点，肽通过十二指肠吸收后，直接进入血液循环，将自身能量营养输送到人体各个部位；五是肽吸收较氨基酸，具有不饱和的特点；六是氨基酸只有 20 种，功能可数，而肽以氨基酸为底物，可合成上百上千种。

胜肽是属于降解的小分子胶原蛋白，含氨基酸基团，属于原料类产品。胜肽也是人体中原本就存在的成分，是一种氨基酸形成的链状结构。我们所熟悉的蛋白质，就是一种多胜肽链。因氨基酸的组份和顺序各不相同而组成不同的肽。由两个氨基酸以肽键相连的化合物称为“二肽”，以此类推，有 9 个氨基酸组成的化合物称为“九肽”，由多个氨基酸（一般为 50 个，也有称 100 个的）组成的肽则称为多肽，组成多肽的氨基酸单元称为“氨基酸残基”。肽键将氨基酸与氨基酸头尾相连。

人体的一切活性物质都是以肽的形式存在的。人体内有成百上千种肽，特别是大脑中的肽含量最多。

◇ 体内的肽在不断流失

生物活性肽是蛋白质中 20 个天然氨基酸以不同排列组合方式构成复杂线性、环形结构的不同肽类的总称，是源于蛋白质的多功能化合

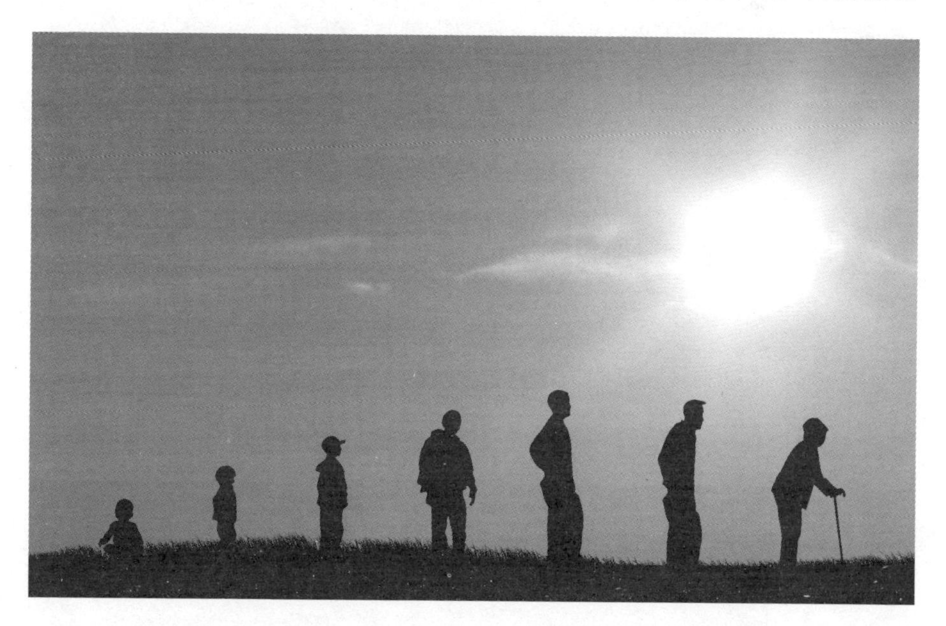

物。活性肽具有多种人体代谢和生理调节功能，易消化吸收，有促进免疫、激素调节、抗菌、抗病毒、降血压、降血脂、改善记忆等作用，食用安全性极高，是当前国际食品界最热门的研究课题和极具发展前景的功能因子。

活性肽主要控制人体的生长、发育、免疫调节和新陈代谢，它在人体处于一种平衡状态。若活性肽减少，人体自身的免疫力就会下降，新陈代谢紊乱，内分泌失调，引起各种疾病的产生。最为常见的就是高血压、高血糖和血脂异常。活性肽还作用于神经系统，人体之所以变得动作迟缓，头脑不再聪慧，就是活性肽减少引起的。更主要的是活性肽减少，直接引起人身体各部位逐渐出现全面衰老，引发各种疾病。

在不同的年龄时期，各种活性肽的分泌量也有很大差别，按分泌量划分，人的一生一般可分为以下几个时期。

① 25 岁以前为分泌充足期，这个时期内分泌量均衡、免疫功能强劲，人体一般不易出现疾病。

② 30~50 岁为分泌失衡期，这一时期如果活性肽分泌不足或失衡会出现各种相关的亚健康状态和轻微疾病症状。

③ 50 岁以上分泌严重不足，这一时期如果活性肽严重不足和严重失衡，可能出现非常突出的衰老症状，或会引起各种相关疾病发生。

④衰老期，这一时期很短，由于控制人体内分泌的活性肽不分泌或分泌减少，从而导致细胞功能衰退，引发器官功能衰竭和丧失，最后导致生命终结。

第二节　肽在人体中的生理作用

近 10 年的研究表明，肽片断不仅是蛋白质代谢的产物，而且也是重要的生理调节物。它可以被人直接作为神经递质，间接刺激肠道受体激素或酶的分泌而发挥生理作用。蛋白质水解释放的肽在机体免疫调节中发挥着重要功能。蛋白肽由酪蛋白水解产生，可促进和刺激巨噬细胞的吞噬作用，以及对大肠杆菌有抑制作用，也可抑制肿瘤细胞的生长。蛋白质在水解过程中产生的肽还影响养分的吸收。人体内的肽可促进葡萄糖的转运，而且并不增加肠组织氧的消耗。研究表明：酪蛋白水解物中某些肽能促进动物 CCK 的分泌。蛋白肽可以合成细胞，能促进细胞的生长和 DNA 的合成，能调节细胞的功能活性，调节动物体内各系统和细胞的生理功能，激活体内有关酶系，促进中间代谢膜的通透性，或通过 DNA 转录影响特定的蛋白质合成，最终产生特定的生理效应或发挥其药理作用。

如今，因膳食结构的改善和饮食观念有误区，我们的身边出现了很多“现代病”，如高血压、高血脂、高血糖、动脉粥样硬化、心脏病、癌症等。大量的科学实验证明，肽类物质具有调控这些疾病的功能。随着生物技术的进步和生命科学的发展，生物体内活性肽的生理功能受到越来越多的重视。现代人生活节奏快，压力大加上环境污染，给人体带来前所未有的危害，使人体合成肽的能力大大减弱、停顿或丧失。因此，人类靠自身合成的肽来调节身体的生理功能已不能满足其需要，必须靠人工体外合成来弥补体内缺肽，以促进人体生理功能的发挥。并且，目前世界上有 2000 多种病毒在向人类进攻，为了增强人体对外界细菌病毒进攻的抵抗力，用体外合成的肽来补充人体，调节人体的免疫系统，以防御现代病毒对人体的进攻。所有这些，都成为科学界、医学界、企业界孜孜不倦研发肽的目的。

科学家们研究发现：食物蛋白并非需要在肠道中彻底分解为游离氨基酸后才能被机体吸收和利用。许多蛋白质分子隐含着某些活性片断，它在消化过程中释放出大量短链多肽物质，对人体具有多种生理调节作用，这些活性肽进入人体后，可产生类似激素的作用。某些食物蛋白质（如酪蛋白、卵蛋白、胶原蛋白、鱼肉蛋白、大豆蛋白、玉米醇溶蛋白等）能通过酶解释放出一些生物活性肽。这些活性肽容易被人吸收，同时还有去除自由基、抗衰老、增强免疫、降血压、降血脂、降血糖、减肥、抗动脉粥样硬化、抗氧化、防治心脏病、调节胃肠功能、促进发酵和促进钙及微量元素吸收等多种生理功能调节作用，这些功能都是原蛋白质及组成的氨基酸所不具备的。如来自大豆蛋白、玉米醇溶蛋白、菜籽蛋白、鱼蛋白、乳酪蛋白等的一些多肽、寡肽，能通过抑制血管紧张素转化酶（ACE）的活性使血压降低，而对血压正常人无降压作用；来自酪蛋白的酪蛋白磷酸肽（CPP）能促进钙及多种对人体有益微量元素的吸收，有助于儿童生长发育、预防佝偻病、改善骨质疏松、贫血等；来自油菜籽蛋白的菜籽蛋白肽，具有抗氧化、消除人体自由基、防止细胞突变、抗衰老的功能；来自大豆和玉米醇溶蛋白的大豆多肽和玉米多肽，可调节血脂、减肥、抗动脉粥样硬化和调节肝脏病人血液中的氨基酸，改善肝功能等；来自薏苡仁蛋白的薏苡仁蛋白肽，对多种癌症有抑制作用；来自全卵分离蛋白的蛋白肽对调节人体免疫系统的生理功能，成效显著，优于过去的一些免疫产品，卵蛋白肽还具有合成增殖人体细胞的作用，是肿瘤放化疗病人的福音。

大多数活性肽还具有良好的加工特性，如大豆多肽、菜籽多肽具有良好的溶解性、热稳定性及在高浓度状态下粘度低等特性。因此，活性肽可添加到食品中，制作各种类型的功能食品，且仍能保持原有的生理活性不变。专家们预计：活性肽是极具潜力的一类功能食品基料，也是医药食品行列的一种新原料、新材料，将以其独特的营养功能和生理特性成为21世纪的健康食品。我国已将肽类营养功能食品的开发列入了食品工业的远景目标规划。随着人们对功能性食品认识的不断深入，各种活性肽的生产及应用前景越来越广阔，市场潜力会越来越大。

◇ 多肽——传递生命信息的使者

最新医学研究表明，包括脂质在内的营养物质的代谢非常复杂，既有吸收、分解、氧化、转运、合成、再分解等各个环节，还有营养物质之间的互相转换，细胞是物质代谢的核心，而血糖、血脂、脂肪等指数指标只是某一个代谢过程的外在表现。着眼于单一指标，往往事倍功半。脂肪囤积，血脂异常，血压升高，统统跟人体活性物质的不稳定状态脱不了干系。这就是机体代谢紊乱，根源不除病患不止，根源不除反复无常。要遏制心脑血管疾病的高发势头，必须从细胞调脂着手，纠正代谢紊乱。

可以影响其他细胞行为的低分子蛋白质——多肽，被医学界称之为细胞因子。它就是从源头上改变机体代谢紊乱的活命金丹。人类的生长、发育、代谢甚至情绪的控制，终身都有细胞因子的参与。因此，科学家将多肽细胞因子称为传递生命信息的使者。

第三节 酪蛋白复合多肽的研究与应用

酪蛋白是牛奶中的主要蛋白质，含量约为2.6g/100ml，占牛奶中蛋白质总量的80%，分子量约75000~375000。酪蛋白主要有四种类型：αs-酪蛋白、β-酪蛋白、k-酪蛋白、γ-酪蛋白。酪蛋白在牛乳中以酪蛋白酸钙·磷酸钙复合体形式存在，呈胶体状。鲜乳加酸或凝乳酶可使酪蛋白沉淀而分离出来。酪蛋白是一种全价蛋白，含有人体必需的8种氨基酸，极易消化吸收，是优质氨基酸供给源，成为人体的主要蛋白源。

◇ 酪蛋白多肽的研究

酪蛋白多肽是酪蛋白经蛋白酶水解成的小肽，具有较高的消化率和生物效价，水解降低或消除了乳蛋白致敏性，从而提高了其营养价值。同时酪蛋白多肽具有高溶解性、低黏度、高流动性和热稳定性等优良的理化特性，受蛋白浓度、温度和pH值等因素影响小，因此具有良好的加工性。此外，还可生成许多生物活性肽，具有镇静、安神作用，可抑制血管紧张转换素酶（ACE）活性，具有载体功能、抵御细菌和病毒感染等生物活性。

现已证明来源于乳蛋白的肽包括酪蛋白磷酸肽、类吗啡肽、免疫活性肽、降血压肽、酪蛋白钙肽等乳蛋白生物活性肽，因其源于天然食物蛋白以及生理功能的多样性，已成为引人注目的研究热点，在膳食补充剂、保健食品及医药等领域显示出良好的发展趋势。随着营养学和生物技术的发展，人们发现介于蛋白质和氨基酸间的肽类由于结构特点与其他生物分子（如氨基酸、大分子蛋白质等）相比，食用安全性更高，且具有极强的活性和多样性。

◇ 酪蛋白多肽的应用

通过对水解程度的控制和分解酶的使用，酪蛋白分解可制备多种功能不同的活性多肽类物质，主要以不同功能来区分，下面重点介绍酪蛋白磷酸肽、酪蛋白钙肽、酪蛋白降血压肽以及酪蛋白糖巨肽。

1. 酪蛋白磷酸肽

（1）酪蛋白磷酸肽的功能：酪蛋白磷酸肽（casein phosphopeptides，CPP），是从牛奶酪蛋白中经蛋白酶水解后分离提纯而得到的富含磷酸丝氨酸的酪蛋白制品，能在动物的小肠环境中与钙、铁等物质离子结合，防止产生沉淀，增强肠内可溶性矿物质的浓度，从而促进吸收利用，因此被誉为“矿物质载体”，可作为钙、铁的吸收促进剂应用于各种食品中。

研究表明酪蛋白磷酸肽具有以下三个功能：

一是酪蛋白磷酸肽因对二价金属的亲和性，能与钙在小肠这种弱碱性环境中形成可溶性复合物，这种结合既能有效防止在中性到偏碱性的小肠环境内不溶性磷酸钙的沉淀，增加可溶性钙的浓度，从而促进肠内钙的吸收，还可促进铁、锌等二价矿物营养的吸收。酪蛋白磷酸肽可促进小肠下部不饱和钙的被动扩散吸收，它不受年龄的影响。大量事实证明，酪蛋白磷酸肽能显著提高钙的吸收率和潴留率。

二是酪蛋白磷酸肽的抗龋齿功能：磷酸丝氨酸的多肽通过结合作用

稳定非结晶磷酸钙并集中在牙斑部位，可防止牙细菌产生的酸对牙釉质的脱矿质作用。用酪蛋白磷酸肽制成的抗龋齿添加剂是目前唯一不同于氟化物的添加剂。

三是酪蛋白磷酸肽还具有促进受精、提高免疫和诱导某些肿瘤细胞凋亡等功能。通过对牛、猪体外试验表明，酪蛋白磷酸肽可明显促进精子进入卵细胞的能力和体外精卵细胞的融合，从而提高精子和卵细胞的受精率。

（2）酪蛋白磷酸肽的应用：工业生产酪蛋白磷酸肽一般以酪蛋白为原料，用蛋白酶水解，使酪蛋白磷酸肽游离，用离子交换法或酶法脱除苦味成分，即可制成低纯度产品，高纯度可用离子交换法，结合分离法精制。

酪蛋白磷酸肽已经在日本、欧洲、澳大利亚的营养补充剂、健康食品中得到应用，在日本添加的补钙、补铁食品包括液体饮料、速溶食品、强化乳制品、饼干、糕点、片剂、糖果等各种形式，已经得到市场认可。我国人民缺钙、缺铁的严重性、普遍性和危害性已经成为令人关注的社会问题，开发高吸收性钙、铁功能性食品，使消费者更容易、更科学获得钙、铁的优质来源，是食品工业面临的一个新任务，酪蛋白磷酸肽的应用将不断推广。

目前酪蛋白磷酸肽不断在各个领域使用，尤其在饲料行业。酪蛋白磷酸肽与植酸酶结合使用，植酸酶可使植酸分解释放出磷酸根，而酪蛋白磷酸肽可阻止磷酸根与钙离子形成磷酸钙沉淀，二者结合使用可提高钙、磷的吸收，提高植酸酶的添加效应。用于制作处于特定生理阶段动物的保健饲料酪蛋白磷酸肽与二价矿物元素形成的络合物（酪蛋白磷酸钙，酪蛋白磷酸锌，酪蛋白磷酸铁等），提高其生物利用率降低饲料中的添加量，有利于动物生长，酪蛋白磷酸锌用于防治因缺乏锌而引起的各种畜禽疾病。

2. 酪蛋白钙肽

（1）酪蛋白钙肽的功能：酪蛋白钙肽（casein calcium peptide，CCP）是含有磷酸丝氨酸残基生物活性多肽，来自牛乳酪蛋白水解产物，可防止钙、铁等矿物元素沉淀，促进小肠对钙、铁等吸收。

酪蛋白钙肽还具有防止光褪色功能，实验表明，在含有色素乳化液中添加 0.5% 酪蛋白钙肽，在强光和 35℃左右高温条件下，能保证 30 天不褪色。另一个重要功能是具有抗氧化作用，脂溶性维生素、DHA、EPA 等功能性油脂，对光、氧不稳定，添加可起到抗氧化效果。

（2）酪蛋白钙肽的应用：酪蛋白钙肽制作原料是鲜奶，不添加任何其他食品原料，所以酪蛋白钙肽作为食品添加剂在乳品或其他工业中应用不存在安全性问题。根据酪蛋白钙肽添加在食品中应用试验表明，添加酪蛋白钙肽食品会保持原有口感。

酪蛋白钙肽具有促进钙、铁等矿物质吸收效果。酪蛋白钙肽和富含钙、铁等矿物质食品配合使用，有助于对矿物质吸收。为了充分发挥酪蛋白钙肽作用，应注意掌握钙和酪蛋白钙肽配合比例，在食品中添加钙和酪蛋白钙肽时，若添加不当会使产品风味受到影响；试验表明，酪蛋白钙肽添加量只要低于 0.5%，对食品风味没有任何影响。

酪蛋白钙肽作为一种活性多肽，由于其稳定性好、安全，具有相当开发应用潜力。目前，酪蛋白钙肽作为营养强化剂辅助成分添加到乳品中在国内应用还非常少。酪蛋白钙肽具有较多功能及开发成本优势，其在乳品工业中应用具有很好的潜力。除添加到乳品中制成壮骨剂或保健食品外，还可用于其他产品中，如添加到花色牛奶中，保证产品在保质期维持其特有色泽；用于营养强化牛奶，防止脂溶性维生素、DHA、

EPR 等功能性油脂对光、氧不稳定，起到抗氧化作用。

3. 酪蛋白糖巨肽

（1）酪蛋白糖巨肽的功能：酪蛋白糖巨肽（ Casein Glycomacropep tide，CGMP）是乳中酪蛋白的一个多肽片断。通过凯氏定氮法得知，酪蛋白糖巨肽占整个乳清蛋白的 5%~20% 。酪蛋白作为牛乳中的一种主要的糖蛋白源具有许多糖蛋白的生理功能，其凝乳酶水解所得到的酪蛋白糖巨肽除了具有糖蛋白的一些功能之外，还具有一些特有的生理活性功能。可以作为双歧杆菌增值因子，酪蛋白糖巨肽较低浓度下也具有明显的增值效果；可以抑制胃液分泌，起到降低食欲、控制饮食的作用；可以抑制病原体包括病毒和细菌等黏附至细胞，保护机体免受病原体的感染；可以抑制霍乱等的毒素与受体的结合，作为有效的毒素中和剂；可以调理肠道微生物，促进肠道中有益菌丛的生长，抑制如大肠杆菌等有害菌的生长；此外，最近一些研究表明，由酪蛋白糖巨肽再降解所得的一些小肽链还具有类鸦片拮抗作用，抑制血小板凝集，降低血压等效果。

（2）酪蛋白糖巨肽的应用：酪蛋白糖巨肽是具有工业化潜力的蛋白质来源，它独特的酸性条件下的热稳定性和可溶性预示了它在食品加工中的应用前景。另外，近来发现的关于它在生物和营养方面的功能为其规模生产提供了广阔的市场。酪蛋白糖巨肽，可抑制口腔致病菌 – 变形链球菌（ Strep tococcus. mutans ）的生长、产酸、黏附，可以作为一种安全有效的生物防龋剂在食品加工、保健品和医药品中广泛应用。大力开发乳品中的酪蛋白糖巨肽，不仅提高了乳资源的综合利用水平，而且为保健食品以及医药品提供了一种全新的功能性材料。

随着生命科学的发展，生物制品的分离纯化技术已成为生物技术实现产业化的关键，尤其是对推动我国多肽类保健食品和药品的产业化具有重要意义。目前这方面的研究十分活跃，且不断向纵深方向发展。未来生物活性多肽的研究主要集中于以下几个研究方面：①分离纯化方法的深度研究和工业化推广应用。②多肽结构的化学修饰，如多肽铁、锌化合物的制备等。③活性多肽作用机制的微观分析，多肽的化学合成等。我国人口众多，市场巨大，开发酪蛋白多肽系列产品的前景将十分广阔，效益将十分可观。相信在不久的将来，我国对具有特定生理功能活性肽的分离纯化及结构鉴定方面将会做出更卓越的贡献。

第六章
α- 亚麻酸与阿尔茨海默病

人类大脑的 60% 是由脂肪组成，这些脂肪中的至少 30% 是 ω-3 脂肪酸。ω-3 代谢物中的 DHA 是维持大脑细胞突触所必须的组分，与大脑的信号传递、大脑的反应能力及反映速度有直接的关系。α- 亚麻酸及其代谢物（EPA、DHA）约占人脑重量的 10%，在大脑磷脂中约占 20%，在脑神经及视网膜的磷脂中约占 50%。缺乏 α- 亚麻酸，大脑神经系统必须代偿产生假反应，其结果为低效率，迟钝反应。日复一日，大脑将此低效模式记忆为正常模式，出现记忆力衰退、情绪紊乱、学习困难等症状。α- 亚麻酸进入体内，能立即分解成补充大脑神经细胞、视网膜细胞及有关功能细胞的营养成分 DHA。它是人体脑磷脂和视网膜磷脂的重要组成部分，对生物膜的结构和功能起着重要修复和保护作用；具有促进脑细胞萌发新的树突，形成新的联系网络的能力，修复受损的神经细胞和促进神经的再生的特性，使相应器官功能得到明显改善。人的智商高低与大脑中 α- 亚麻酸及其代谢物的含量成正比。

第一节　α－亚麻酸——人体营养的短板

亚麻酸简称LNA，属ω–3系列多烯脂肪酸，是构成人体组织细胞的主要成分，能转化为机体必需的生命活性因子DHA和EPA。它在人体内不能合成，必须从体外摄取。人体一旦缺乏，就会导致机体脂质代谢紊乱，免疫力降低、健忘、疲劳、视力减退、动脉粥样硬化等症状的发生。

α–亚麻酸是构成细胞膜和生物酶的基础物质，对人体健康起决定性作用。α–亚麻酸是人体健康必需却又普遍缺乏、急需补充的一种必需营养素。

如果把八大类营养物质比作木板，它们共同组成一个木桶，那么α–亚麻酸将是最短的一块板，它的高度直接决定健康和营养的水平。世界卫生组织（WHO）和联合国粮农组织（FAO）于1993年联合发表声明，鉴于α–亚麻酸的重要性和人类普遍缺乏的现状，决定在世界范围内专项推广α–亚麻酸。世界许多国家如美国、英国、法国、德国、日本等国都立法规定，在指定的食品中必须添加α–亚麻酸及代谢物，方可销售。我国人群膳食普遍缺乏α–亚麻酸，日摄入量不足世界卫生组织的推荐量的一半。在通常的食物中，α–亚麻酸的含量是极少的。只有亚麻籽、紫苏籽、火麻仁、核桃、蚕蛹、深海鱼等极少数的食物中含有丰富的α–亚麻酸及其衍生物。

◇ 脂肪酸概述

1. 脂肪酸的作用

脂肪含有各种不同类型的脂肪酸，它们参与人体的许多生理活动，最显而易见的功能是储存能量供人体急需时使用。它们还影响食物的味道和质地，并促进人体对维生素 A、维生素 D、维生素 E、维生素 K 的吸收。

身体的每个细胞都有细胞膜，细胞膜使细胞内的物质保持一个整体，并使细胞保持它的形状，同时有一定的柔软性。细胞膜还控制着细胞内外的物质交换，细胞膜的物理化学性质能受到相关脂肪酸的强烈影响。对一些细胞膜，例如，表皮细胞及神经鞘膜中的细胞，特殊的脂肪酸能为它们提供水保护膜及隔离层。

一些化学信使的产生需要某些脂肪酸，这些化学信使启动或控制体内的无数生化过程。这些过程包括细胞的生长和分化、血压调节、血液凝聚、免疫反应和炎症反应。

2. 不饱和脂肪酸和必需脂肪酸

脂肪酸具有链状结构。它们相互区别的标志是碳链的长度、“刚性”连接的数量和位置。当所有的连接都是柔性时，该脂肪酸就是“饱和”的；只有一个刚性连接的脂肪酸是“单不饱和”的，有不止一个刚性连接的脂肪酸为“多不饱和”的。

根据第一个刚性连接在碳链上的位置，可将不饱和脂肪酸进一步划分为特殊的“族”。对人类健康最重要的三个族，其第一个刚性连接分别在第三、第六、第九位碳原子的位置，即 ω-3、ω-6、ω-9。

人体可以合成饱和脂肪酸和单不饱和脂肪酸，但有两种多不饱和脂肪酸，即“α- 亚麻酸”与“亚油酸”在人体内不能合成，而是像大部分维生素一样，必须从体外获得，这两种多不饱和脂肪酸称为“必需脂肪酸”。

3.α- 亚麻酸与亚油酸

亚油酸是 ω-6PUFA 的母体，它在体内代谢成为 γ－亚麻酸、花生四烯酸，AA 在环氧化酶和脂氧化酶的作用下生成血栓素 TXA_2、前列腺环素 PGI_2、白三烯 LTB_4、前列腺素 PGE_2 等生物活性物质。

α- 亚麻酸是 ω-3PUFA 的母体，在体内可生成二十碳五烯酸及二十二碳六烯酸（DHA）等物质。EPA 在环氧化酶和脂氧化酶的作用下生成白三烯、血栓素、前列腺环素 3 等生物活性物质。

α- 亚麻酸和亚油酸在代谢中竞争同一种酶，是竞争抑制性关系，保持两者之间平衡比例，是维系健康的基础。

机体所有的能量来源必须保持合适的比例，不但蛋白质、脂肪和碳水化合物等能量物质之间，而且在脂肪提供的能量中饱和脂肪酸、单不饱和脂肪酸、ω-6 多不饱和脂肪酸、ω-3 多不饱和脂肪酸之间的也应该保持一个适当的比例。现在的营养结构中，能量的摄入存在以下三个方面的失调：

①能量摄入量远大于消耗量；

②蛋白质、脂肪和碳水化合物供能比例失调，能量的供给中蛋白质、脂肪、精制碳水化合物所占比例过高。

③ ω-6 和 ω-3 多不饱和脂肪酸比例失调，理想的是在 4~6：1，但现在的营养结构中，这一比例在 20~30：1。

能量摄入的失衡、现代化的劳动方式直接导致代谢性疾病的产生，如肥胖、高血脂、糖尿病、高血压、脂肪肝、冠心病、动脉硬化，ω–6 脂肪酸和 ω–3 脂肪酸的失调更增加了机体的炎症反应、过敏体质和癌症的产生。

◇ α– 亚麻酸概述

1.α– 亚麻酸的理化性质

化学名：全顺式 –9，12，15– 十八碳三烯酸（Allcis–9，12，15–Octadecatrienoic acid）

表示符号：18∶3Δ9，12，15 或 18∶3n–3、ω–3 由于 α– 亚麻酸分子中存在三个共轭双键，所以有非常强的还原性，高温、空气中的氧气、紫外线以及一些重金属离子都可以将其氧化，故富含 α– 亚麻酸的食用油应该避光、密封保存，使用时尽量避免高温煎炸，同时在油中加入适量的维生素 E 作保护作用。

α– 亚麻酸化学结构图

CH_3CH_2 / H — C=C — CH_2 / H H — C=C — CH_2 / H H — C=C — $(CH_2)_7COOH$ / H

2.α– 亚麻酸的体内代谢

食物中的 α– 亚麻酸主要经肠道直接吸收，在肝脏贮存，经血液运送至身体各个部位，直接成为细胞膜的结构物质。其次，α– 亚麻酸作为 ω–3 系多不饱和脂肪酸的母体，在碳链延长酶和脱氢酶的作用下，经碳链延长和去饱和可以代谢产生多种高活性的物质，其中最重要的有 EPA 和 DHA，EPA 是三系前列腺素的前体物质，在脂氧化酶和环氧化酶的作用下生成 PGE_3、PGI_3、LTB_5、TXA_3 等活性物质，调控机体诸多的生化反应，而DHA（俗称脑黄金）则是大脑、神经、视网膜等组织的主要结构物质。有论文报道，老年人体内碳链延长酶和脱氢酶的活性可能降低，而导致DHA和EPA的合成不足，但亦有实验证实没有明显的差异。

3.α－亚麻酸的生理功能

α－亚麻酸为生长、细胞代谢及肌肉运动供能只是其功能的一部分，其更多是作为结构物质和代谢调控物质，发挥结构功能和调控功能。

α－亚麻酸及其衍生的长链多不饱和脂肪酸是所有细胞膜和线粒体膜的重要成分，膜磷脂中脂肪酸的组成成分直接影响膜的功能，继而影响诸多的生化反应，如酶的催化反应、受体活性、跨膜运转，糖、脂和蛋白质的代谢等。细胞膜中ω-3不饱和脂肪酸含量升高时，膜的流动性和可塑性加强。膜的流动性与葡萄糖转运存在着正相关，可增加胰岛素调节葡萄糖代谢的敏感性，有利于提高糖耐量，纠正胰岛素抵抗；细胞膜中脂肪酸的饱和度升高可导致代谢率的下降，易肥胖和体力上的疲劳。而膜的可塑性在对抗动脉硬化、恢复血管弹性方面有重要的作用。

4.α－亚麻酸的生理需求量

由于不同地区、不同生活习惯所能摄取的ω-3脂肪酸的量是不同的，所以对α－亚麻酸的需求量也是不一样。在沿海地区的饮食结构中，海洋性食物占有较大的比例，同属ω-3不饱和脂肪酸的EPA和DHA的摄取量就比较多，作为它们母体的α－亚麻酸的需求量就相对减少。根据能量供给的理想比例，ω-3脂肪酸每天应能够提供1%的能量，即每天20kcal，相当于α－亚麻酸2.2g，同时亚油酸摄入量控制在8.7g以下，以减少其对亚麻酸转化为EPA和DHA过程的抑制。

5.α- 亚麻酸的安全性

α- 亚麻酸对人体有非常高的安全性，在小鼠的急慢性毒理实验中，以 1.5g/（d·kg）灌胃 90 天，未见有任何的毒性反应。但 α- 亚麻酸在体内有广泛的生理活性，所以在服用时应该注意一些可能的生理反应以及在配伍某些药物时应该注意的一些问题。

（1）α- 亚麻酸可以抑制血小板的聚集，延长出血时间及凝血时间，故有严重出血倾向患者（如血友病、血小板低、贫血等）以及在配伍阿司匹林等抗血小板药使用时应监测凝血功能。

（2）α- 亚麻酸及其代谢物 DHA 是大脑的营养物质，使用后可使大脑的活力增强，耗氧量增加，如果原先有脑供血不足，可能会出现头晕的症状，服用初期减量即可消除不适。

◇ α- 亚麻酸的重要生理活性功效及应用

随着研究的深入，α- 亚麻酸与健康及疾病的关系，已引起了国内外学者瞩目和高度重视。尽管 α- 亚麻酸资源数量少，能够摄取到的食物种类也少，但它们的生理活性却是人体不可缺少的。综合全球医学和营养学的研究结果，α- 亚麻酸有以下基本功效。

1. 增强智力、保护视力

DHA 是人体大脑磷脂、视网膜及神经细胞的重要组成成分，对智力和视力功能发育及维持起着决定性作用。人体一旦缺乏 α- 亚麻酸，即会引起精神疲劳、失眠、健忘、视力减退等症状。尤其是胎儿、婴幼儿、青少年，如果缺乏 α- 亚麻酸，就会严重影响其智力和视力的正常发育。

2. 调节血脂作用

血脂异常严重威胁人类健康和生命，它是动脉粥样硬化病灶形成和进展的重要危险因素，已证实调脂药物可以延缓动脉粥样硬化事件（如心肌梗死和卒中）的发生。很多实验得出α–亚麻酸具有降低血清总胆固醇（TC）、甘油三酯（TG）、低密度脂蛋白和极低密度脂蛋白，升高血清高密度脂蛋白的作用。

3. 抑制血栓性疾病，预防心肌梗死和脑梗死

从发生机理来看，血栓主要有两种，一是脂质栓子，二是血液凝固。大多数的抗血栓药物只是对其中的某一因素产生作用，而α–亚麻酸的抗血栓作用则是完全的、全面的。

在超高倍的电子显微镜下，通过对末梢血的观察，可以明显看到胆固醇的结晶和乳糜颗粒，有的患者还出现大块的斑块，这些胆固醇结晶和脂质斑块黏附在血管内壁，即可形成脂质血栓，高脂血症是形成脂质血栓的主要原因。游离的胆固醇和甘油三酯不能溶解在血液中，其在血液中以结晶或颗粒形式存在，在血管内壁出现损伤的情况下，这些脂质物质即可黏附在血管内壁，经过长期的积累，形成大的斑块，并引起动脉的粥样硬化。α–亚麻酸的调节血脂功能可以降低胆固醇、甘油三酯、LDL、VLDL，升高 HDL，发挥抗血栓的作用。

4. 降低血黏度、增加血液携氧量

在多数情况下，冠心病和脑缺血都是由血栓引起的，但血液黏度也是一个不可忽视的因素。部分冠心病和脑缺血患者都没有明显的动脉栓塞，其中的原因就是血黏度的升高，血液携氧量下降而导致心肌和大脑供血不足及外周循环障碍，表现出心悸、胸闷、头晕、失眠、记忆力下降及四肢麻木等症状。

高黏血症可以有两个方面的意义：一是体现在血液的流动性方面，即是血液的流变学意义，利用黏度计可以测得。血液流动性的下降使血液在血管中的流动变慢，导致组织缺血，同时加重心脏的负担。二是体现在红血球的聚集方面，即是红细胞的黏连，在高倍显微镜下观察可见红细胞呈重叠状，此状态下的红细胞所能携氧的总表面积减少，携氧量减少，组织同样出现缺氧症状。血液中各种溶质的增加使血液的黏滞性增加，流动性下降，其溶质主要为一些蛋白质，如糖蛋白、脂蛋白、纤维蛋白原、胶原蛋白等；而红细胞膜成分的改变使膜表面的带电量减少，细胞之间的斥力不足以使细胞分开而出现黏连。

对于血黏度，并无针对性的药物，在这方面，α- 亚麻酸有其独特的作用。α- 亚麻酸可以调节糖、脂肪和蛋白质的代谢，降低血液中可溶性蛋白的水平，增加血液的流动性，在补充 α- 亚麻酸 90 天左右即可见到效果。α- 亚麻酸在细胞膜磷脂中的比例增加，膜的流动性增加，同时细胞膜表面所带电量增加，细胞之间黏连可以得到明显的改善，黏连细胞一般在补充 α- 亚麻酸 30 天后明显分散。

5. 对胰岛素抵抗和糖尿病的作用

α- 亚麻酸可促进胰岛 β- 细胞分泌胰岛素及使胰岛素在血液中维持稳定，可降低靶细胞对胰岛素的抵抗，提高细胞膜上胰岛素受体的敏感度，减少胰岛素的拮抗性。

患糖尿病时，机体内的脂肪分解加速，脂类代谢紊乱引起血脂增高，导致血管硬化、高脂血症、脂肪肝和高血压等并发症。此外，脂肪过度分解，会产生酮体，如酮体超过机体的利用限度，大量在体内堆积，就会产生酮症酸中毒。α- 亚麻酸在人体内可调节脂类代谢，抑制并发症，降低酸、酮中毒的几率。同时 α- 亚麻酸对人体各器官及神经系统的保护作用和增强作用对糖尿病人是大有裨益的。

6. 调节血压

α- 亚麻酸及其代谢物 EPA、DHA 能使高血压患者的血压降低，每天服用 1.2g 可使收缩压、舒张压和平均动脉压降低 10mmHg，而正常血压几乎不受影响。ω-3PUFA 降血压的机理被认为是内源性血管活性物质对血管的反应，如前列腺环素 PGI_3 的舒张血管作用，刺激内皮细胞释放 NO，同时 α- 亚麻酸能使血浆中的中性脂肪（胆固醇、甘油三酯）含量下降。

7. 减肥

α- 亚麻酸在减少肥胖病人体重方面不同于任何其他药物。其主要通过以下两个途径来实现：一是增加代谢率；二是抑制甘油三酯的合成，增加体内各种脂质的排泄。但要达到减肥效果，服用量要相对增加。

8. 抑制过敏反应

近年来，花粉过敏、食物性过敏、特异性湿疹和哮喘等发病人数在不断地增加。造成这种情况的可能原因有两点，一是人们能接触到的过敏原增加；二是身体反应性亢进。在过敏发生过程中，体内的肥大细胞、中性白细胞起着重要作用。过敏原一进入人体，就与肥大细胞结合，肥大细胞受到刺激于是就释放出组胺和白三烯（LT_4）。另外，由中性白细胞释放出血小板活化因子。这些活性物质导致了过敏的各种症状，如呼吸困难、分泌物增多、过敏性鼻炎等。

9. 抗炎作用

随着抗生素和其他抗生素的应用，病原性炎症对人体健康的影响日趋减少，而一些非病原性、非致命性的慢性炎症给人类健康带来新的威胁，严重影响了人们的生活质量，如风湿、类风湿性关节炎、慢性鼻炎、慢性前列腺炎等，解热镇痛、非甾体抗炎药及激素类抗炎药对这一类疾病只能起到对症治疗作用，即减少各种炎症介质的合成，但同时对机体产生严重的副作用。α- 亚麻酸对各种炎症介质和细胞因子有抑制作用，并且不会带来不良反应，给这一类疾病的治疗带来新思路。

第二节　补充 α- 亚麻酸有助于改善阿尔茨海默病

α- 亚麻酸被称为维系人类进化，增强身体健康的人体必需脂肪酸，是 N-3 系列不饱和脂肪酸的母体，是生命进化过程中最基本、最原始的物质。人类脑器官中含有 10%左右的 α- 亚麻酸及代谢物，人类视网膜、神经系统中也含有大量的 α- 亚麻酸及代谢物。1993 年联合国粮农组织和世界卫生组织联合发表声明：鉴于 α- 亚麻酸的重要性和人类普遍缺乏的现状，决定在世界范围内专项推广 α- 亚麻酸及其代谢物（N-3 系不饱和脂肪酸）。90 年代以来世界许多西方国家如美国、法国、日本等国都立法规定：在指定的食品中必须添加 α- 亚麻酸及代谢物，方可进行销售。我国人群膳食中普遍缺乏 α- 亚麻酸，日摄入量不足世界卫生组织推荐量的一半。

α- 亚麻酸有益于大脑健康和智力提高。α- 亚麻酸是维持大脑和神经机能所必需的因子，值得注意的是，人体大脑大约有 60%是由脂肪构成的，神经的生长需要 α- 亚麻酸作为原料，神经和神经元需要 α- 亚麻酸来提供能量。α- 亚麻酸的衍生物 DHA 是大脑的重要物质，它能够促进脑内核酸蛋白质及单胺类神经递质的合成。对于脑神经元、神经胶质细胞，神经传导突触的形成、生长、增殖、分化、成熟具有重要的作用。它能够增进大脑神经膜、突触前后膜的通透性，使神经信息传递通路畅通，提高神经反射能力，进而增强人的思维能力、记忆能力、应激能力。α- 亚麻酸对于提高儿童智力和防止老年人大脑衰老都是必需的。

美国 FDA 研究证明：缺乏 α- 亚麻酸将导致儿童大脑及视网膜发育迟缓。直接导致：智力发育迟缓，动作不协调，视力弱，多动症，肥胖，厌食，发育缓慢，免疫力低下等 30 多种症状和疾病。

同样，经研究证实，绝大多数阿尔茨海默病患者日常的 α- 亚麻酸摄取量明显不足，有的甚至不足日常所需的 1/3。

◇ α- 亚麻酸（ω-3）能预防阿尔茨海默病的发生

近年来，国内外的专家对阿尔茨海默病进行了深入研究，研制成功不少有助于预防阿尔茨海默病和减缓阿尔茨海默病病情发展的药物。然而，一些权威的专家却认为不是药物的 α- 亚麻酸（ω-3）有着奇特的预防阿尔茨海默病的功能。α- 亚麻酸（ω-3）为什么对预防阿尔茨海默病那么有效呢？

1.α- 亚麻酸（ω-3）能抑制自 β- 淀粉样蛋白的毒素产生

专家在对阿尔茨海默病患者的尸体解剖时，发现患者的大脑大都已明显萎缩，脑的体积也缩得很小，脑的重量也大幅度下降。如果用显微镜观察大脑组织的话，会发现脑皮质的神经细胞数量明显减少，神经元丧失很多，脑体中出现一个个疤斑。对这些疤斑进行深入地研究，发现是由淀粉样蛋白为主组成的，周围聚集着纤维样或颗粒样物质，形成一个个斑片，这就是疤斑，又称老人斑。老人斑在正常老年人的大脑中会有少量的出现，而在阿尔茨海默病患者的大脑中有大量存在，而且分布十分广泛。因此，老人斑在大脑中的分布及数量，往往是确诊阿尔茨海默病的一个重要的量化标准，然而阻止老人斑在大脑中形成的“天敌”很少，唯一能阻止其合成的就是α- 亚麻酸（ω-3）。当α- 亚麻酸（ω-3）进入人体后，会形成 DHA 和它的衍生物神经保护素 DI，这种保护素专门用来抑制β- 淀粉样蛋白的形成，使大脑中避免出现老人斑。因而国际上通常用高浓度的α- 亚麻酸（ω-3）作为阿尔茨海默病的辅助治疗手段和预防方法，因为α- 亚麻酸（ω-3）D 的衍生物 DHA 是大脑细胞的形成、发育及运作不可缺少的物质。同时，人的记忆力、思维功能都有赖于 DHA 来维持和增强，是一种公认的补脑、健脑及护脑的最佳营养品，也是预防阿尔茨海默病最好的营养品。

2.α- 亚麻酸（ω-3）具有活化大脑细胞的功能

专家在研究中发现，人的大脑神经细胞突起的尖端上有着丰富的α- 亚麻酸（ω-3）转变而来的 DHA。为什么 DHA 会在神经细胞尖端上出现，它有什么功效呢？随着研究的深入，专家发现大脑神经细胞尖端上的 DHA 担负着修复受损的神经细胞，活化残存的神经细胞的功能。此外，DHA 还能增进神经细胞发育的蛋白质的合成。大家知道，人的大脑神经细胞一旦萎缩死亡，就不可能复活，造成大脑神经细胞死亡的根本原因，就是这些细胞突起的尖端上缺乏 DHA。因此，神经细胞一旦受损无法及时加以修复，最后导致细胞的死亡。死亡的神经细胞越多，人的脑功能将越差，最后导致阿尔茨海默病的形成。因此，国际上的专家公认α- 亚麻酸（ω-3）的衍生物 DHA 是预防阿尔茨海默病和阿尔茨海默症最好的营养品，因此通常通过测定老年人血液中的 DHA 数量的多少，来预测日后是否会患上阿尔茨海默病。这个实验最初由美国塔夫茨大学的加恩斯特教授实施，他对 1137 位老人的血液进行 DHA 的含量检测。

9 年后有 64 位老人患上了痴呆症，这些患病的老人当时检测时 DHA 普遍偏低，而那些 DHA 含量高的老人，一个也没患上痴呆症。

α– 亚麻酸（ω–3）的衍生物 DHA 不仅在预防阿尔茨海默病的发生中功不可没，在阿尔茨海默病的辅助治疗中同样功效显著。日本的一位著名的专家对 18 名具有阿尔茨海默病症状的患者，进行连续 6 个月大剂量的 α– 亚麻酸（ω–3）补充。结果令人惊喜地发现，有 7% 的患者症状有了明显的改善。

3.α– 亚麻酸（ω–3）具有消除大脑慢性炎症的功效

国际上最著名的 α– 亚麻酸（ω–3）健康之母——阿特米斯・西莫普勒斯教授认为，阿尔茨海默病其实是一种慢性炎性疾病。她的论断在阿尔茨海默病患者的尸体解剖中得到了证实，原来死者的大脑中有一个含量很高的“白细胞间介素”——1β 前炎性物质。于是专家们试着用抗炎药对阿尔茨海默病患者进行治疗，结果取得了意想不到的效果，患者的心智及情绪有了明显的改善。此外，有专家对双胞胎老人进行试验，惊喜地发现服用抗炎药的那组老人的阿尔茨海默病发病率远低于服安慰剂的那组老人。既然阿尔茨海默病是一种慢性炎症，于是专家们将抗炎效果十分理想的 α– 亚麻酸（ω–3）用于阿尔茨海默病的辅助治疗，其间有 900 名老人参加了试验。试验结果表明，凡长期服用 α– 亚麻酸（ω–3）的老人患阿尔茨海默病的概率远低于摄入亚油酸（ω–6）较多的老人。由此可见，α– 亚麻酸（ω–3）对阿尔茨海默病绝对有预防和辅助治疗的作用。

第三节 “液体黄金”亚麻籽油

亚麻起源于中东、地中海沿岸，为一年生草本植物，亚麻籽的食用可追溯到5000年前的西南亚地区的美索不达米亚（底格里斯与幼发拉底两河的中下游地区）。大约在公元前650年，古希腊医药之父希波克拉底就记载了亚麻籽的医药用途。在汉代张骞出使大宛时，将亚麻籽从西域带入我国新疆、宁夏等西北地区，故也称胡麻。

亚麻籽油的一大特色就是冷榨工艺。冷榨是自然条件下直接加工。冷榨法能够保证产品的安全、卫生，天然营养不受破坏，是最理想的加工方式。但是出油率低，成本高。采用冷轧初榨亚麻籽油，所含的ω-3的含量达到57%-65%，远远高于一般冷榨亚麻籽油，是名副其实的植物“液体黄金”。

众多研究表明：每100g的亚麻籽可出30g油。100g油中，饱和脂肪酸占9%，油酸占17%，二者相加为26%；总的不饱和脂肪酸为74%，其中含α-亚麻酸为57%，亚油酸为16%。也就是说100g的亚麻籽油中，作为饱和脂肪酸和油酸占了26g；不饱和脂肪酸占了74g。不饱和脂肪酸中ω-3

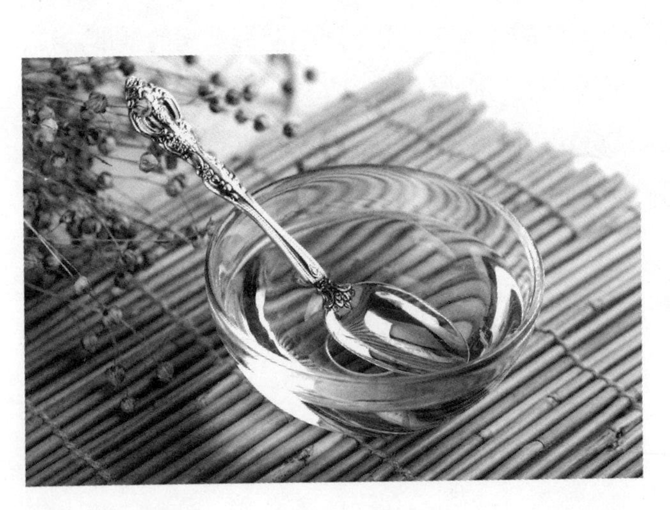

系列（α– 亚麻酸）和 ω–6 系列（ γ – 亚麻酸）之比接近 1 :（4~6），这个比例是中国营养学会推荐的理想比值。 亚麻籽中含有 18 种氨基酸，其中含量超过蛋白含量 5% 的氨基酸从多到少，依次为谷氨酸（26.3%）、天门冬氨酸（12.5%）、精氨酸（11.8%）、甘氨酸（7%）、亮氨酸（6.8%）、色氨酸（5.8%）、丙氨酸（5.4%）、苯丙氨酸（5.3%）、异亮氨酸（5.2%）。

亚麻籽油中的亚油酸和亚麻酸能和脑肽一起降解形成 DHA，透过血脑，直达脑组织，为大脑提供营养，调节脑功能。因此，亚麻籽油也俗称“月子油”和“聪明油”。

冷榨亚麻籽油内富含 Ω–3，Ω–3 属于必需不饱和脂肪酸，就是对人体极其重要，但自身又无法合成，必须通过体外摄取才能满足人体所需的重要物质。Ω–3 在海豹、深海冷水鱼、海藻等海洋动植物、亚麻和核桃类坚果中含量比较丰富。其中亚麻籽油是陆地上 Ω–3 含量最高的植物油，由于对身体的重要性，被称为“液体黄金”。世界卫生组织建议孕产妇日补充 1300mg 为宜。亚麻籽油只需要每天 20ml 就可以补充足够量的 Ω–3。

鱼油里的功效成分主要是 DHA 和 EPA，也起到健脑、明目的功效，但不同的是亚麻籽油内的 Ω–3 是在我们体内按自身需求代谢出适量的 DHA 和 EPA，满足身体需要，单一补充鱼油是达不到 Ω–3 的平衡效果。此外，鱼油中还含有大量对我们的身体有害的胆固醇。

◇ 亚麻籽油减低心脏负荷

亚麻籽油可降低血压，减少血脂含量，同时提高不饱和脂肪酸的水平，改善血液浓度，减低血液的黏性，保持血液的流动性，预防血管阻塞及有关疾病。此外，亦能阻止血液凝结，预防卒中（心脑血管堵塞）、心脏病（心脏血管堵塞）、肺动脉栓塞及血管表面病症。

◇ 亚麻籽油可令脑筋更灵活

增加脑部传递介质，加强脑部活动功能，令脑部运作更有效，学习思考能力更佳。

◇ 亚麻籽油令人精力充沛

平衡及改善身体血糖量，令你更有活力；也能增加肌肉的持久力，更可令运动后疲劳肌肉更快复原。

亚麻籽油是世界上 α- 亚麻酸含量最高的植物油，《本草纲目》载："亚麻，补五内、填髓脑、益气力、去肥浓、节酸咸、长肌肉、润燥祛风；治皮肤瘙痒、麻风、眩晕和便秘"。

第七章
亚油酸——人体必需的脂肪酸

亚油酸是人体不能合成，或是合成的量远不能满足需要的脂肪酸，叫做必需脂肪酸。亚油酸是公认的一种必需脂肪酸。由于亚油酸能降低血液胆固醇，预防动脉粥样硬化而倍受重视。研究发现，胆固醇必须与亚油酸结合后，才能在体内进行正常的运转和代谢。如果缺乏亚油酸，胆固醇就会与一些饱和脂肪酸结合，发生代谢障碍，在血管壁上沉积下来，逐步形成动脉粥样硬化，引发心脑血管疾病。

第一节　亚油酸——血管清道夫

油脂是食品不可缺少的重要成分之一，除提供热量外，油脂还提供人体无法合成而必须从食品中获得的必需脂肪酸（如亚油酸等），以及供给各种脂溶性维生素。现代社会生活节奏过快，精神压力过大，饮食和生活不规律，高血压、高血糖、高血脂、高胆固醇等疾病困扰着越来越多的群体，于是人们开始关注健康，更加注重饮食的规律和健康。

亚油酸作为最早被确认的必需脂肪酸和重要的多不和脂肪酸，具有防癌抗癌，抗粥样动脉硬化，参与脂肪分解与新陈代谢，增强机体免疫能力，促进骨组织的代谢等作用；具有降低血清胆固醇水平作用，摄入大量亚油酸对高甘油三酯疾病人群有明显的疗效。

亚油酸是人体不能合成的唯一的必需脂肪酸。亚油酸具有降低血脂、软化血管、降低血压、促进微循环的作用，可预防或减少心脑血管病的发病率。对高血压、高脂血症、心绞痛、冠心病、动脉粥样硬化、老年性肥胖症等疾病的防治极为有利，能起到防止人体血清胆固醇在血管壁的沉积，有“血管清道夫”的美誉。

我国药典仍采用亚油酸乙酯丸剂、滴剂作为预防和治疗高血压及动脉粥样硬化症、冠心病的药物。亚油酸有助于降低血清胆固醇和抑制动脉血栓的形成，因此，在预防动脉粥样硬化和心肌梗死等心血管疾病方面有良好作用。

亚油酸在我们日常食用的液体植物油中普遍存在，半干性和干性油中含量较多，一般植物油中含量为 40% 左右，也有高达 70%~85% 的。亚油酸（C18：2ω–6）为必需脂肪酸，它在体内的代谢又可产生对人体有重要生理功能的 ω–6，是一系列有特殊生物活性化合物类二十烷酸的前体，是影响血压、血管反应性、凝血和免疫系统的脂肪激素。亚油酸是人体必需脂肪酸，人体每天摄取 6g 亚油酸，才能维持正常的生理代谢。

第二节 “老年痴呆症”更应该注重血液环境

◇ 脑血管疾病容易引发老年痴呆症

脑血管疾病包括脑血栓、高血压、脑动脉粥样硬化。这些疾病的后果，均会导致脑细胞的血液供应障碍。而脑组织每时每刻都需要得到大量的氧来维持其正常的生理功能，在人体中脑细胞是对氧最为敏感的细胞，只要停止供血5分钟，脑细胞就会死亡。因此，脑血管疾病极易造成脑血管栓塞，使大脑缺氧产生脑水肿、脑点状出血、神经细胞弥漫性的变性坏死。据临床研究显示，脑血管疾病引起的脑缺氧，患者通常会出现注意力不集中、定向障碍、精神异常等痴呆的早期症状，如不及时加以治疗，很快就会演变成血管性痴呆症。

◇ 血黏度过高容易引发老年痴呆症

血黏度长期过高易患老年痴呆症症是不争的事实。

首先，血黏度长期过高，会影响血液在血管中的流动，因为根据肃叶定律，液体的流速与其自身的黏滞性成反比。所以，血黏度高不但会影响血流速或组织器官的血液供给，而且容易导致血栓的形成。而血栓一旦在脑部血管中形成，就很容易引起脑卒中的发生。脑卒中可导致脑细胞失血，形成血管性痴呆症。

其二，血黏度长期过高，红细胞会粘结在一起，使红细胞的携氧能力大为下降，而每时每刻需要大量氧才能生存的脑细胞，如长期处于缺氧状态，神经细胞又出现弥漫性的变性坏死，最后渐渐地形成老年痴呆症。

◇ 高血压与老年痴呆症

加拿大安大略大学的研究人员发现，老年高血压患者容易患上老年痴呆症，这些患者往往表现为思维困难、判断力障碍等。

研究人员对990位平均年龄为83岁的老年人进行随访，历时5年。数据显示，在高血压患者中，57.7%发展为老年痴呆症；而血压正常者仅为28%。因此，研究者称，控制血压至正常范围，可使老年高血压患者发生痴呆的几率下降一半。研究人员同时指出，神经系统疾病是全球范围内最常见的致残原因，其中以脑血管疾病为首位因素，第二位就是老年痴呆症。

这并非偶然现象，美国匹兹堡大学公共卫生研究所刘易斯·库勒教授领导的研究小组在美国老年女性高血压患者身上也发现了类似现象。而且，在该研究中，头颅核磁检查揭示了其背后隐藏的秘密——长期高血压会导致大脑白质发生变性。白质部分占全部大脑组织的60%，其内密布神经纤维，负责大脑各区域之间的信息传递。与血压正常者相比，多年以后，高血压患者大脑的白质部分出现损害的情况显著增加。而且，损害主要位于大脑的前部，这里是人类的情绪和性格中枢。

目前，全球高血压的发病率都比较高，控制率偏低。而且，高血压患者有逐渐年轻化的趋势。专家呼吁，高血压患者应该在年轻时就开始重视对血压的控制。

◇ 高血脂是阿尔茨海默病的早期报警信号

美国《神经病学》杂志刊登约翰霍普金斯大学一项最新研究表明，高血脂是阿尔茨海默病症的早期报警信号之一。

研究人员对99名未患阿尔茨海默病症的70多岁的女性参试者进行了研究，测量分析了她们血液中的神经酰胺水平。研究人员据此将这些老人分为3组，并对参试老人进行了为期9年的跟踪调查。结果发现，27人罹患阿尔茨海默病症，18人被确诊为早老性痴呆。进一步对比分析发现，血液中脂肪物质神经酰胺（与炎症和细胞死亡关系密切）水平升高与阿尔茨海默病症危险上升之间存在极大关联。与该物质水平最低者相比，该物质水平最高者和中等水平者罹患阿尔茨海默病症危险分别高 10 倍和 8 倍。

◇ 高血糖会增加阿尔茨海默病的风险

美国疾控中心统计数据显示，在 65~74 岁的美国人群中，阿尔茨海默病症发病率为 5% 左右，其中近一半患者年龄在 85 岁以上。阿尔茨海默病症的已知因素包括：年龄、遗传因素、高血压、高血脂和糖尿病等。美国“健康日”网站 2013 年 5 月 8 日报道,《神经病学》杂志刊登美国一项新研究发现，血糖水平升高可能会增加罹患阿尔茨海默病症危险。

早期研究发现，糖尿病可能是阿尔茨海默病的一大风险因素。然而，血糖水平升高，但是没有达到糖尿病程度的人群，其阿尔茨海默病危险是否会增加呢？为了弄清这个问题，美国亚利桑那大学研究人员对 124 名 47~68 岁的参试者进行了研究。这些参试者没有得糖尿病，大脑功能也正常，但是的确存在阿尔茨海默病症家族病史。研究人员通过大脑扫描测试揭示参试者大脑活动情况。阿尔茨海默病患者大脑某些区域代谢情况明显减少。扫描结果发现，血糖水平偏高的参试者大脑相同区域代谢活动明显减弱。

新研究负责人克里斯蒂安·伯恩斯博士希望这项新研究结果有助于改进阿尔茨海默病症的早期干预措施。

第三节 含亚油酸的食物有助于阿尔茨海默病的改善

近来发现各种血管性危险因素如动脉粥样硬化、脑卒中、高血压、冠心病、房颤、血脂异常、糖尿病等也是血管性痴呆和阿尔茨海默病的危险因素。

Adventist 健康研究项目对 272 名匹配的受试者中的极度肉食者和素食者进行了比较。结果表明，对重要因素进行调整后，肉食者发生阿尔茨海默病的危险性为素食者的 2 倍。其原因可能在于素食摄入饱和脂肪酸和胆固醇低，而摄入水果和蔬菜高。1995~2000 年，对 45~70 岁调查对象进行队列研究发现，排除年龄、性别、教育程度、饮酒量、吸烟和能量消耗等因素，与不吃鱼的对照组比较，吃适量或脂肪含量低鱼类可使认知损伤速度维持在较低水平；而高饱和脂肪及胆固醇的摄入与损伤速度及易感性的高危险性有关。饱和脂肪摄入量与记忆损伤有关。在随机双盲对照（RCT）研究中，60 名阿尔茨海默病患者按 4：1 比例给予 ω-6 和 ω-3 脂肪酸，另外 40 名阿尔茨海默病患者给予安慰剂，为期 4 星期。结果给予 ω-6 和 ω-3 补充剂治疗的患者短时记忆、情绪、食欲、睡眠和行走能力均有改善。

有关脂肪酸影响认知功能以及认知障碍性疾病的机制，研究者依据动物实验或人体研究提出了多种假设和相关实验数据。

膳食中高饱和脂肪及胆固醇的摄入可增加心血管病和动脉粥样硬化发生的危险性。另外，膳食中过多脂肪和能量的摄入可增加氧化应激程度，从而导致动脉硬化和脑损伤的发生。ω-6 不饱和脂肪酸与心血管病呈负相关，由于它可广泛影响脂类代谢，因而可降低痴呆发生的危险性。

而亚油酸作为必需脂肪酸，它在体内的代谢又可产生 ω-6，是一系列有特殊生物活性化合物类二十烷酸的前体，可降低心血管病发生的危险性，因而可能与痴呆存在负相关。

第四节　葵花籽油——健康油

精炼后的葵花籽油呈清亮好看的淡黄色或青黄色，气味芬芳，滋味纯正。

葵花籽油 90% 是不饱和脂肪酸，其中亚油酸占 66% 左右，还含有维生素 E，植物固醇、磷脂、胡萝卜素等营养成分。

葵花籽油含的亚油酸是人体必需的脂肪酸，它构成各种细胞的基本成分，具有调节新陈代谢、维持血压平衡、降低血液中胆固醇的作用。

葵花籽油含较多的维生素 E，可以防止不饱和脂肪酸在体内过分氧化，有助于促进毛细血管的活动，改善循环系统，从而防止动脉硬化及其他血管疾病。

葵花籽油含有微量的植物醇和磷脂，这两种物质能防止血清胆固醇升高。

葵花籽油含的胡萝卜素在被人体吸收后可转化成维生素 A，它可以预防夜盲症、皮肤干燥等症，并且有抗癌作用。

葵花籽油在国外被誉为“保健佳品”“高级营养油”或“健康油”。美国食品药物管理局、国际心脏病协会等多个官方机构以及权威都推荐葵花籽油；欧美等发达国家大部分的家庭都选用葵花籽油；美国心脏医学会出版的期刊“循环”最新研究报告指出，地中海式饮食对预防心脏病有极大的帮助。橄榄油、葵花籽油、花生、醋梨、鱼、五谷杂粮等食物都是不饱和脂肪酸的最佳摄取来源。

“健康的油”能够让人体更有效地吸收脂溶性维生素。对肝脏、视力、皮肤、免疫等功能来说，都是非常重要的。更重要的是，不饱和脂肪酸的油脂，不但能够让血液不黏稠、使得血流顺畅之外，还能够有助于降低人体胆固醇。对糖尿病患者来说，选对食用油，就是控制病情的好帮手。

葵花籽油富含人体必需的不饱和脂肪“亚油酸”，含量高达58%~69%，在人体中起到“清道夫”的作用，能清除体内的“垃圾”；少年儿童经常食用，有助于生长发育，健脑益智；孕妇经常食用，有利于胎儿发育和增加母乳，并对“孕期糖尿病”的治疗起辅助作用；中老年人经常食用，有助于降低胆固醇、高血压、高血脂以及防治心脑血管疾病、糖尿病等“富贵症”。

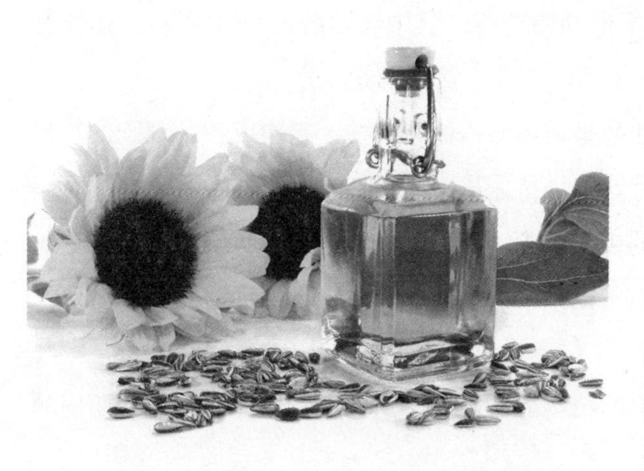

附录

阿尔茨海默病与健忘的区别

常常有一些老人因记忆力下降而担心自己患上了阿尔茨海默病，而子女一发现父母“老糊涂”了，就迫不及待地带他们就诊。经过简易智能测查及必要的体检、辅助检查后，告之他们与阿尔茨海默病无缘时，他们会很困惑地举出很多日常生活中的事例，如外出时经常忘记锁门；想到厨房去拿东西，到了厨房竟然想不起要拿什么。

如此“老糊涂”，难道还不是阿尔茨海默病吗？与此相反的是，还有一部分阿尔茨海默病患者的子女，在老人出现早期痴呆表现时，往往认为这是“老糊涂”的表现，属于正常衰老现象，而不去及时就诊，直到老人出现严重精神症状和异常行为时，才会去医院就诊。

事实上，老年人记忆力下降在日常生活中是常见的，“老糊涂”不一定就是阿尔茨海默病，但在“老糊涂”中，确实有一部分已经是阿尔茨海默病或轻度认知功能障碍（介于阿尔茨海默病和生理性健忘之间的过渡状态，可能会进一步发展为阿尔茨海默病），还有一部分属于非病理性的“健忘”状态，与老年性痴呆有着本质区别。

因此，当你或你的家人出现了“老糊涂”表现时，既不要过于紧张，认为一定是罹患了阿尔茨海默病，也不要满不在乎，顺其自然，认为这是正常衰老现象，任其发展，最终失去了早期诊治的机会，而是应该先去找神经内科或者记忆力障碍专病门诊的医生检查一下，区别是老年性健忘还是真正的阿尔茨海默病高血压，然后再针对性地采取治疗措施。

老人记忆力下降确实是正常现象，但健忘和阿尔茨海默病是两码事——小心忽略阿尔茨海默病早期症状，错过治疗时机。

两者的症状表现是有明显区别的！

他们都会记不清事情，但阿尔茨海默病忘记的是发生过的整件事，即使经过反复提醒也回忆不起来，而健忘者则只是遗忘事情的某一部分，一般经人提醒就会想起。

而且，阿尔茨海默病患者往往会丧失识别周围环境的能力，像对时间、地点、人物关系和周围环境的认知能力下降，常不知身在何处，且逐渐丧失生活自理能力，而健忘者在这方面是完全没有问题的，日常生活可以自理。

此外，对于记忆力下降这件事，健忘者会感到苦恼，准备个备忘录会有改善，而阿尔茨海默病患者则毫无烦恼，且思维越来越迟钝，语言越来越贫乏，缺乏幽默感。

阿尔茨海默病的发病率是随年龄而增长的，一般发生在 65 岁以后，年龄每增加 5 岁，患病的几率也将上升 2 倍。

以下人群要特别小心：家里长辈得过阿尔茨海默病的，头部有过外伤的，有吸烟、酗酒习惯的；还有退了休的，近期有亲人或朋友亡故等生活环境发生很大变化的老人，也要对其特别留意。

阿尔茨海默病是可治疗的。它是一个渐进的老化过程，轻度和中度患者经过治疗会延缓疾病的进展，甚至可以通过治疗恢复部分功能。

如果你怀疑自己的家人患了阿尔茨海默病，就应及时带他到医院的神经内科、精神科或老年科就诊，就诊时，提供详细的病史是很重要的，医生会对其做神经、心理的检测。

参考文献

[1] Burns A, Jacoby R, Levy R. Psychiatric phenomena in Alzheimers disease 1: Disorders of thought content, Br, J Psychiatry, 1990, 157 (7): 72–75.

[2] 张明园. 精神科评定量表手册. 长沙: 湖南科学技术出版社, 1993. 134–197.

[3] Oswald WD, Fleischmann LM. Psychometrics in aging and dementia: advances in geropsychological assessment. Arch Gerontol Geriatr, 1985: 4 (4): 299–309.

[4] 陆蓉, 张廉, 吴瑞枝. 阿尔茨海默病与血管性痴呆临床特征比较. 临床精神医学杂志, 2002, 12 (4): 203–205.

[5] 张新凯, 张明园, 李春波, 等. 血管性痴呆的可能心理社会危险因素. 中国神经精神疾病杂志, 2001, 27 (6): 22–25.

[6] 工琳, 申玉珍, 冯向英, 等. 急性脑血管病与记忆障碍. 中国行为医学科学, 2001, 10 (1): 30–31.

[7] 张明园, Robert K, William L, 等. 痴呆和 Algheimer 病的患病率研究 [J]. 中华医学杂志, 1990, 70 (8): 424–428.

[8] 赖世隆, 温泽淮, 梁伟雄, 等. 广州市城区 75 岁以上老年人痴呆患病率调查. 中华老年医学杂志, 2000, 19 (6): 450–455.

[9] 张振馨，Zahner GE，Roman GC，等. 中国北京、西安、上海和成都地区痴呆亚型患病率的研究. 中国现代神经疾病杂志，2005，5（3）; 156-157.

[10] 张明园，KatzmanR，陈佩俊，等. 痴呆和阿尔茨海默病的发病率. 中华精神科杂志，1998，31（4）：195-198.

[11] 屈秋民，乔晋，韩建峰，等. 陕西省西安地区中老年人痴呆及其主要亚型发病率调查. 中华流行病学杂志，2005，26（7）：529-532.